（美）瑞隆（Ray Long）著
（美）克里斯·麦西尔（Chris Macivor）绘图
赖孟怡 译

后浪

瑜伽

3D
解剖书I
肌肉篇

THE KEY MUSCLES OF YOGA

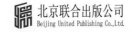

北京联合出版公司
Beijing United Publishing Co.,Ltd.

目录

如何使用本书

图示是本书的关键。本书图示均清楚地标出了每束肌肉的拮抗肌、协同肌，以及如何增强肌群的作用。通过每束肌肉不同的呈现方式，可以清楚地看出彼此的相关性。

放轻松，一次只要研究一种肌肉群就好。做瑜伽时，可以在脑中想象肌肉群的运作方式，这样既能把动作做好，又不会拉伤肌肉。一旦熟悉如何有意识地收缩或放松肌肉，就能够巩固你的瑜伽知识与体位。建议在 24 小时后复习一次先前学过的肌肉群，一周后再复习一次。将知识应用在日常的瑜伽练习中，会为你的瑜伽学习带来很大提高。

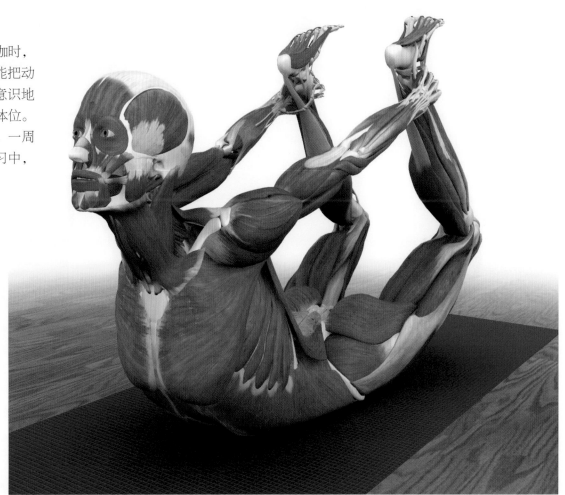

绪论：做瑜伽之前的必要认识

人体解剖学和生理学是一门浩瀚的学问，就如同哈达瑜伽一样博大精深。将这两者的知识结合，对学习瑜伽的人来说十分有帮助。运动员对肌肉和骨骼系统有了基本了解后，就能提高技能，减少运动伤害；同样的，学习瑜伽的人也能利用西方先进的医学知识来增进瑜伽技能。

要将西方科学的优点应用在瑜伽学习上，并不需要记住几百种不同的肌肉和骨骼名称，只要了解几项主要的解剖学结构，并知道如何运用在哈达（Hatha）瑜伽的体位上就绰绰有余了。了解这些生理结构后，可以突破练习瓶颈，避免运动伤害，并提升自己的瑜伽水平及技巧。

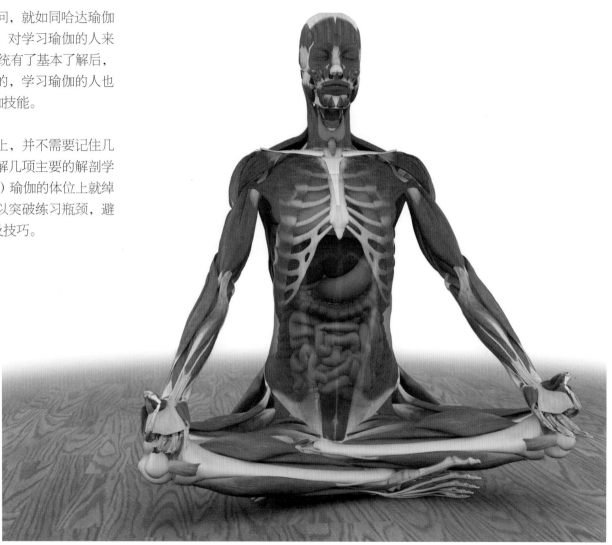

人体的相对位置

右图的数字所示部位是瑜伽姿势的身体相对位置，这些惯用的术语有时可以互换使用，比如对力量式来说，前侧就是指腹侧。

1 胸骨位于肩膀内侧
2 肩膀位于胸骨外侧
3 肩膀位于身体近端
4 手部位于身体远端
5 头部位于双脚上侧
6 双脚位于头部下侧
7 胸部在背部前侧
8 背部在胸部后侧
9 腹部位于身体腹侧
10 腰椎位于身体背侧
11 腹部肌肉位于浅层
12 腹部器官位于深层

人体解剖学方位术语

内侧：靠近身体中线

外侧：远离身体中线

近端：靠近躯干或身体中线

远端：远离躯干或身体中线

上侧：高于或接近头部

下侧：低于或远离头部

前侧：靠近身体前方

后侧：靠近身体后方

腹侧：在身体正面

背侧：在身体后面

浅层：靠近体表

深层：在身体内部

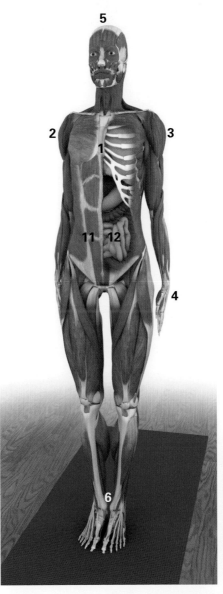

山式（Tadasana）

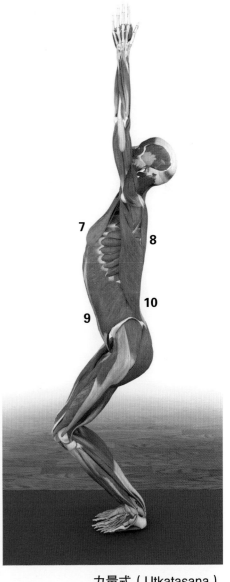

力量式（Utkatasana）

骨骼

骨骼是形成身体架构的活性组织，骨质由有机物和无机物组成，如钙盐和结缔组织，以及位于骨基质中的细胞和血管。这样的组成让骨骼拥有接近钢铁一般的强度，但又维持些许弹性。练习瑜伽时，只要依照重力的方向来调整骨骼的主轴，就能善用自然力量。

瑜伽动作可以施加适度的压力，让骨骼在不寻常的方向上做延展，因此经常练习瑜伽对骨骼很有帮助。骨骼为了适应这样的压力，会在骨基质中储存更多的钙质来强化骨骼；相反，如果缺少适度的压力，则会让骨骼变得脆弱。

骨骼也是身体储存钙质的地方，而钙质对肌肉收缩等生理活动非常重要。骨骼、内分泌和排泄系统会进行复杂的交互作用，控制体内的钙质浓度。维持血钙的浓度对身体健康非常重要，副甲状腺、肾脏、肠、皮肤、肝脏和骨骼都有稳定血钙浓度的作用。

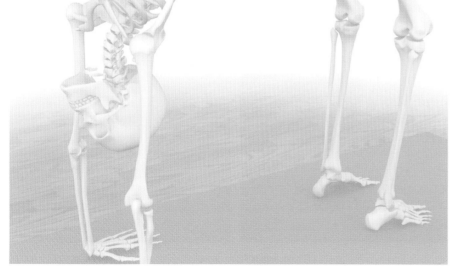

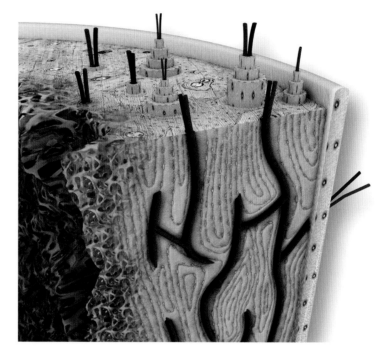

活性骨组织

骨质疏松症就是骨质密度不足，尤其是缺少女性荷尔蒙的更年期妇女更为明显。研究显示，阻力运动可以维持骨质密度，因此我们可以合理推论，对骨骼施加适度压力的瑜伽运动可以降低罹患骨质疏松症的风险。

人体的骨骼系统由骨头及关节所组成，骨骼与骨骼之间由关节连结，这让附在骨头上的肌肉能够发挥功用。有意识地收缩及放松骨骼上的肌肉，能让身体做出各种不同的瑜伽动作。

椎体

髂骨

股骨

跟骨

骨骼形状

骨骼的功能可以从骨骼形状得知：长管状的长骨在运动中提供杠杆作用；扁骨可提供广大的面积，以供肌肉附着；短骨能承载身体的重量。

瑜伽能够善用骨骼特有的潜能，比如应用长骨的杠杆作用来深化瑜伽动作；运用扁骨及附着其上的肌肉来增强平衡感；运用短骨来承载身体重量等。

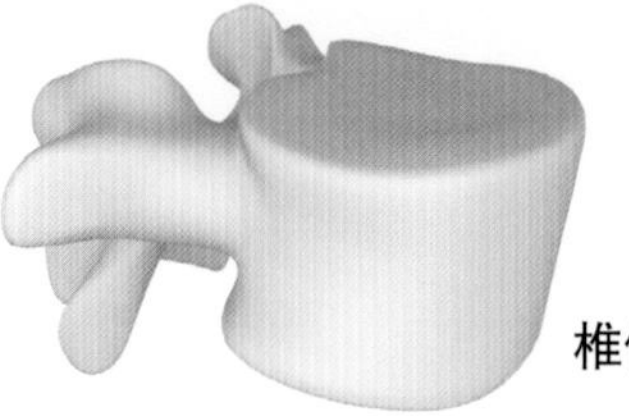

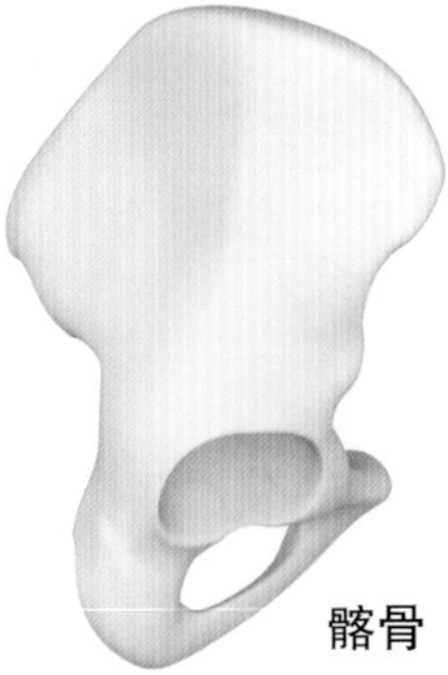

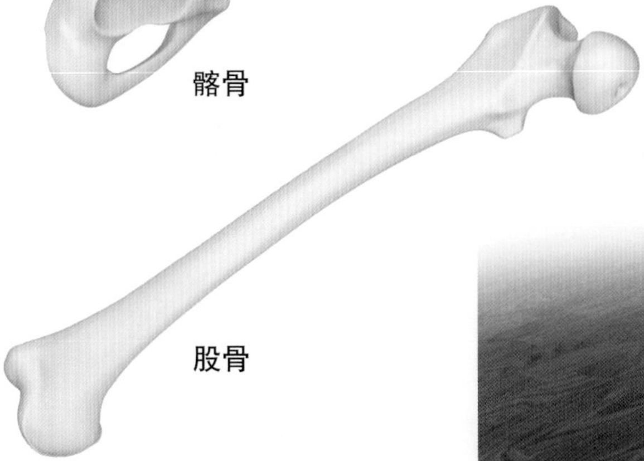

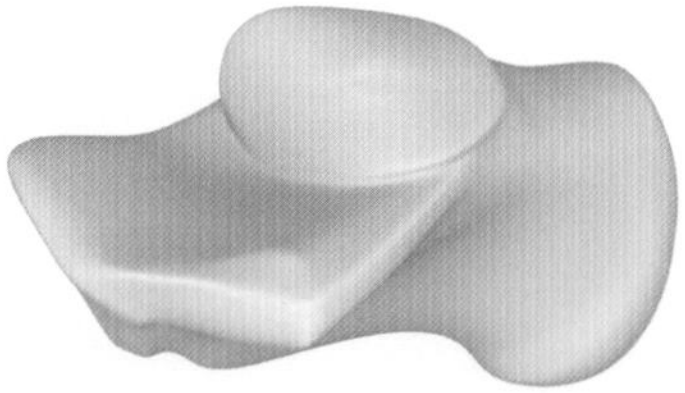

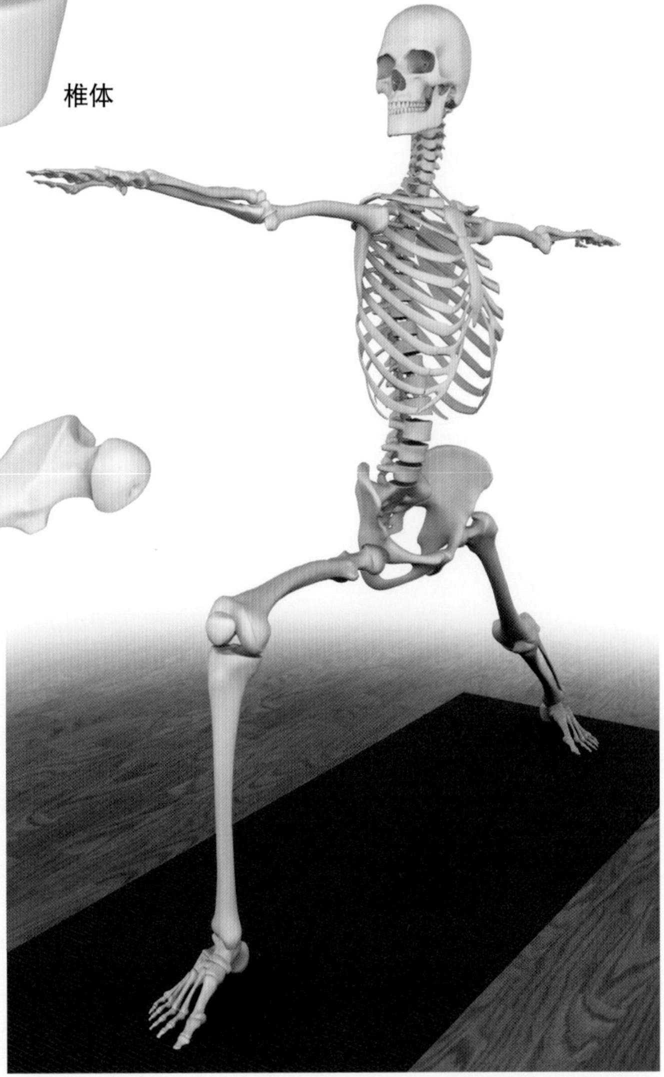

勇士式第二式（Virabhadrasana II）

重力与骨骼

梵语 Asana 中文译为瑜伽体位法，意思是"在舒适或不费力的动作上维持一段时间"。当骨头的长轴与重力保持在同一个方向时，就能比较不费力地做出瑜伽姿势，如此就能够以较少的力量维持住瑜伽体位。

比如，站立前弯式是要将股骨和胫骨的长轴跟重力保持在同一个方向；而如果是完美式，则是脊椎的长轴要与重力的方向一致。

首先要使用肌肉力量来带动骨骼做出瑜伽姿势，完成后就不需要或可以大幅减少所用的肌肉力量。

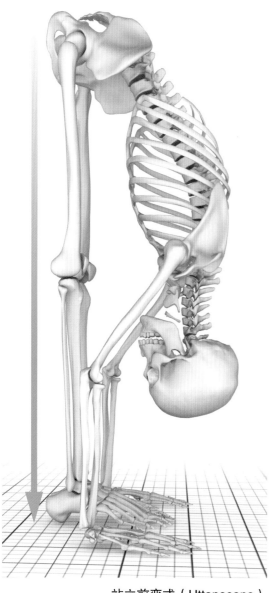

站立前弯式（Uttanasana）

完美式（Siddhasana）

主要的骨骼名称 1

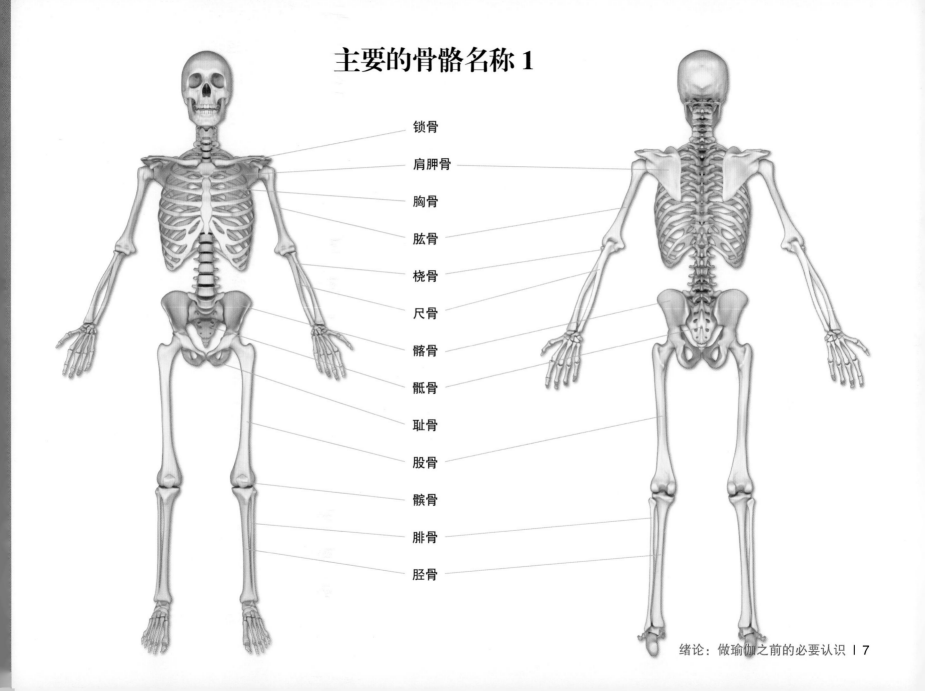

锁骨

肩胛骨

胸骨

肱骨

桡骨

尺骨

髂骨

骶骨

耻骨

股骨

髌骨

腓骨

胫骨

主要的骨骼名称 2

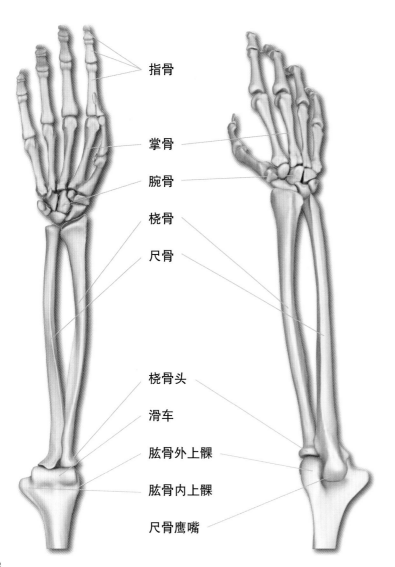

指骨

掌骨

腕骨

桡骨

尺骨

桡骨头

滑车

肱骨外上髁

肱骨内上髁

尺骨鹰嘴

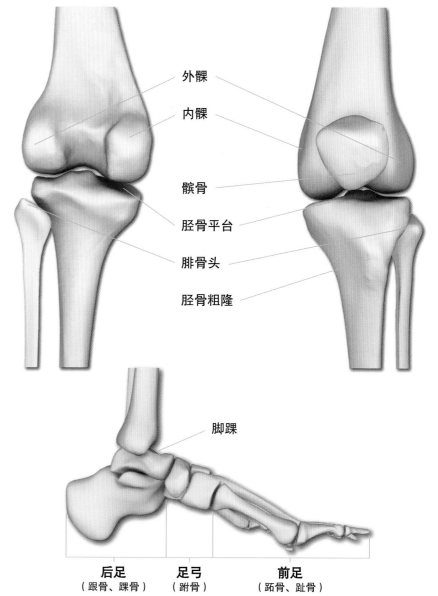

外髁

内髁

髌骨

胫骨平台

腓骨头

胫骨粗隆

脚踝

后足
（跟骨、踝骨）

足弓
（跗骨）

前足
（跖骨、趾骨）

肩膀与髋部

髋关节与肩关节的构造都属于球窝关节（或称杵臼关节），从形状就可看出它们的功能。臀部上的深凹槽形状是髋臼，用来支撑身体的重量；而浅凹槽的肩胛窝（肩臼窝）则可让手臂自由转动。通过扩大髋部的动作范围及肩膀的稳定性，可以在移动或稳定的瑜伽姿势中获得平衡。

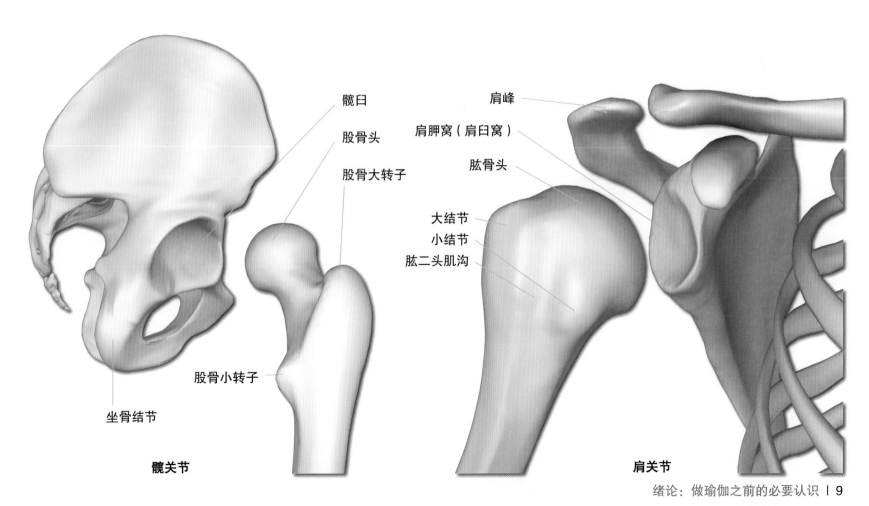

髋臼

股骨头

股骨大转子

股骨小转子

坐骨结节

髋关节

肩峰

肩胛窝（肩臼窝）

肱骨头

大结节

小结节

肱二头肌沟

肩关节

中轴骨骼与四肢骨骼

身体的中轴骨骼包含脊柱、颅骨和胸腔。脊柱安全地包覆着脊髓，脊髓在梵语中称为中脉（Sushumna Nadi），是身体的中央能源通道，也是瑜伽姿势的轴心。四肢骨骼让我们和外在的世界连结：下肢连接地面，上肢与感官互相配合，让人类彼此可以互动。

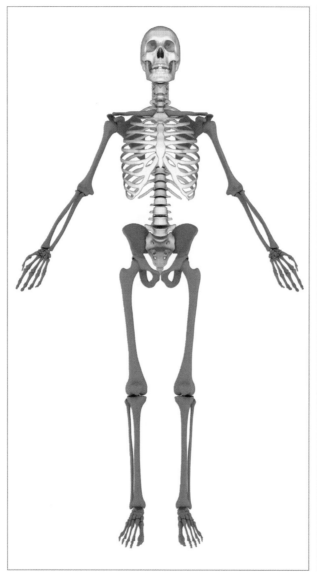

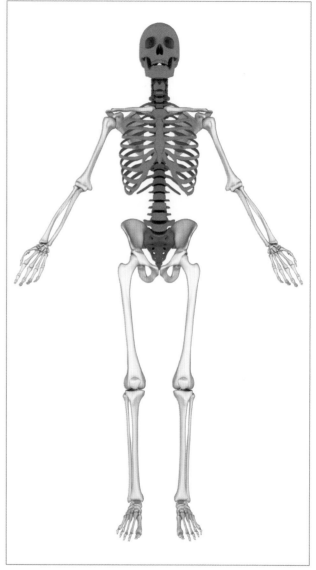

中轴骨骼

四肢骨骼

10

肩带

肩带连接上肢和中轴骨骼，是臂丛神经的所在地，聚集着大量连结心脏的神经，并构成第四和第五脉轮的主要部位。肩带包含以下结构：

· 肩胛骨
· 肩胛胸廓关节
· 锁骨
· 胸锁关节和肩锁关节
· 肱骨
· 肩关节（盂肱关节）

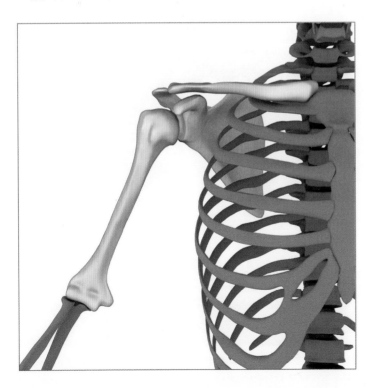

骨盆带

骨盆带是下肢和中轴骨骼的连接处，有骶丛神经分布，是第一和第二脉轮的主要部位。骨盆带包含以下结构：

· 髂骨
· 骶髂关节
· 股骨
· 髋关节

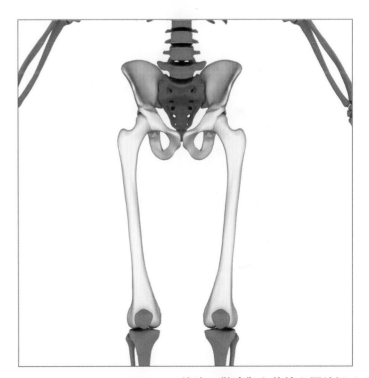

四肢骨骼和中轴骨骼的连结

在此以单脚桥式的瑜伽体位来说明如何利用上下肢骨骼的联结，完成一个中轴骨骼的瑜伽动作。在下方左图中可以看到，身体后弯时会刺激脊髓神经。

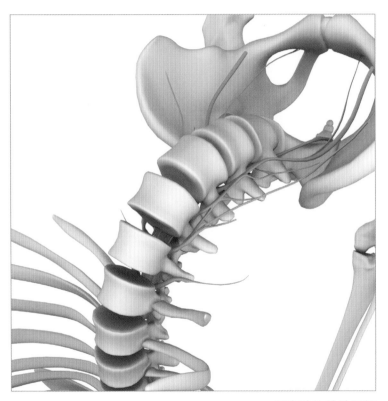

后弯动作的神经根

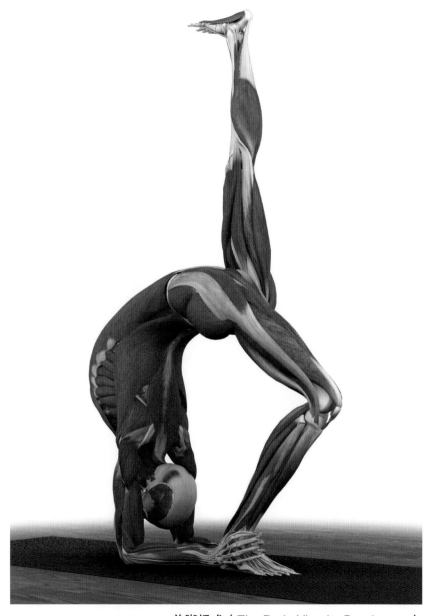

单脚桥式（Eka Pada Viparita Dandasana）

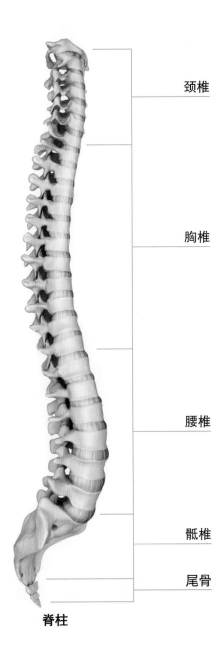

颈椎

胸椎

腰椎

骶椎

尾骨

脊柱

脊椎弧度

从侧面观察脊椎的弧度，可以判断是否有脊柱侧弯的问题。如果脊柱凸面弯曲会造成驼背，而脊椎的凹面弯曲则会导致脊柱前弯。右图所示是脊椎的四种正常弧度：

1. 颈椎前凸
2. 胸椎后凸
3. 腰椎前凸
4. 骶椎后凸

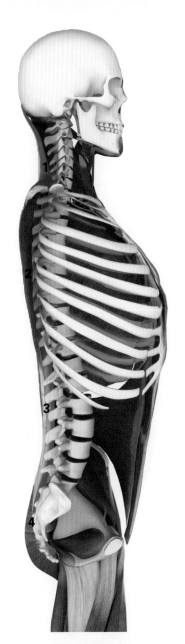

脊椎侧弯

脊椎侧弯,顾名思义就是脊椎骨往侧面弯曲变形,最常见的形态称为"自发性脊椎侧弯",是一种无法找出病因的侧弯症。脊椎侧弯的其他病因,还包括先天性脊椎侧弯和神经肌肉性脊椎侧弯。科学家研究认为,自发性脊椎侧弯可能是由荷尔蒙的因素造成的,包括褪黑激素的浓度也会有所影响,这类脊椎侧弯有遗传上的先天成因。

当脊椎弯曲超过 20 度,在骨骼发育成熟后,侧弯问题很有可能继续恶化。严重的脊椎侧弯会限制胸腔空间,进而影响呼吸的顺畅。

脊椎侧弯也会影响髋带和肩带,如本页图所示。脊椎侧弯会造成骨盆带倾斜,导致两只脚不一样长,双手的长度也有相同的问题。

脊椎侧弯会对脊椎的骨头、软骨和肌肉造成不良影响。位于凹侧的肌肉会慢慢比凸侧肌肉短,通过瑜伽体位来伸展较短一边的肌肉,可以抵消或减缓脊椎侧弯继续恶化。

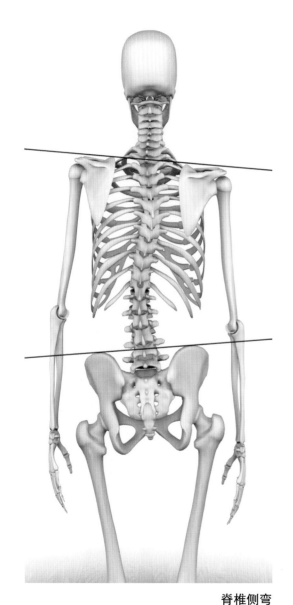

脊椎侧弯

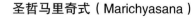

圣哲马里奇式(Marichyasana)

瑜伽疗法

扭转、后弯和前弯的瑜伽体位，可以收缩及伸展后背肌肉，在强化脊椎侧弯凸侧肌肉的同时，也可以拉长凹侧逐渐紧绷变短的肌肉。平衡两侧的肢体长度后，也能够同时改善神经传导。

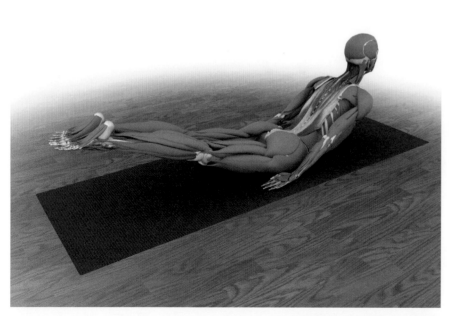

蝗虫式（Salabhasana）

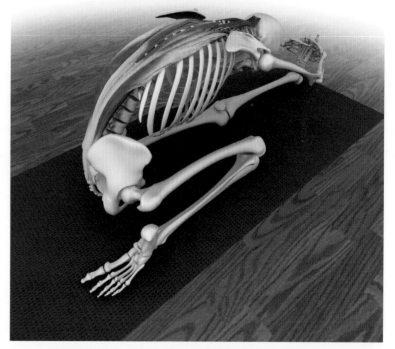

单跪伸展式（Trianga Mukhaikapada Paschimottanasana）

关节

关节和骨头一样，也是由形状反映出功能，反之，从功能中也可以推知它们的形状。关节有各种不同的形状，视其功能是起活动作用还是稳定作用而定。比如说，髋关节是球窝关节，而膝关节则是有枢纽作用的枢纽关节。球窝构造的髋关节可以发挥最大的活动自由度，在从事各种活动时都很有用处，比如行走和跑步时可以随时改变方向；肩关节也一样，它让我们的双手能以不同的角度抓接东西。像枢纽一样的膝关节可以稳定身体的平衡，带动身体向前；而肘关节则可以屈曲，让物品可以往身体方向靠近。

其他关节，例如脊椎骨之间的椎间关节，让每节脊椎都能有些微的活动空间，并有良好的稳定性来保护脊髓。脊柱的活动度，是由每节脊椎在有限的移动范围内结合而成的。

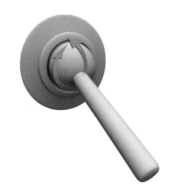

球窝构造：屈、伸、旋转及环行

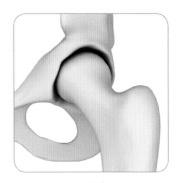

髋关节

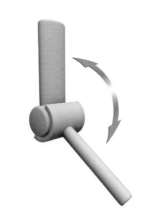

枢纽构造：只能屈曲与伸展

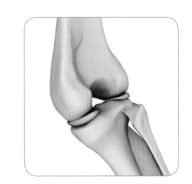

膝关节

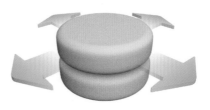

可挤压

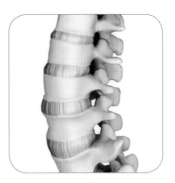

腰椎

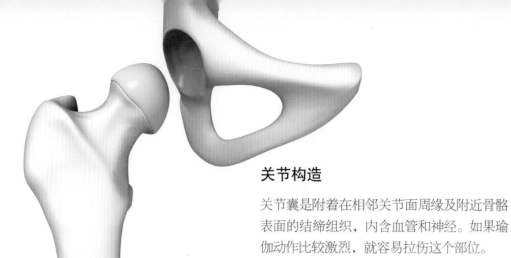

关节构造

关节囊是附着在相邻关节面周缘及附近骨骼表面的结缔组织，内含血管和神经。如果瑜伽动作比较激烈，就容易拉伤这个部位。

滑膜组织位于关节囊内部，这些组织会制造滑膜液，就像润滑液一样可以降低关节在动作时产生的摩擦力，达到保护作用。滑膜液包覆着整个关节，可以输送养分到关节软骨，再将废物带走。瑜伽练习的许多扭弯姿势，可以增加关节囊的弹性和延展性，刺激滑膜液循环。

关节表面覆盖着关节软骨，让骨头能够顺畅移动，避免与相邻的骨头直接硬碰硬。事实上，关节软骨是已知的人体最光滑的表面之一，如果在脆弱的软骨上施加过大的压力，就会造成伤害，最后可能导致关节炎。

半月板是一种纤维性软骨，摸起来像是有弹性的橡胶片。半月板可以加深关节表面，扩大关节的接触面积，具有稳定、吸震、润滑以及负载体重等功能。

髋关节软骨

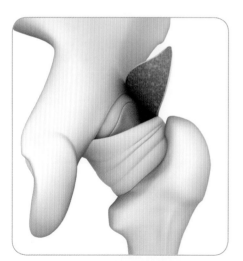

髋关节囊和滑膜（后视图）

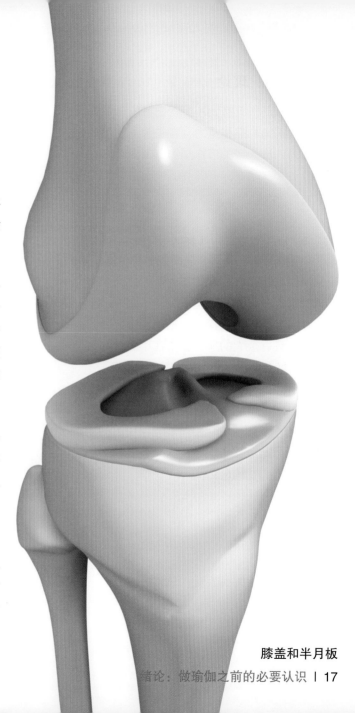

膝盖和半月板

关节作用力：理论

身体的每个动作都有大小相等、方向相反的反作用力。肌肉收缩和重力会在关节表面形成反向的压力，称为"关节作用力"（joint reaction forces）。就关节的维护来说，将这些作用力分散到更大的表面是非常重要的。

所谓的"关节一致性"（joint congruency），是指两个关节接触面下两个曲面曲率的相似程度，简单来说就是吻合程度。若关节的曲面能够完美地吻合在一起，就能达到关节一致性。不符合一致性的动作，会将压力集中在小范围的面积上。一旦有很大的压力集中在小面积的关节软骨上，就会伤害软骨而造成关节退化。

有些瑜伽体位可能会造成关节脱位，或是让关节移动到不一致的位置。如果能善用活动度大的关节就可避免这个问题，同时也能保护那些活动范围受到限制的关节。

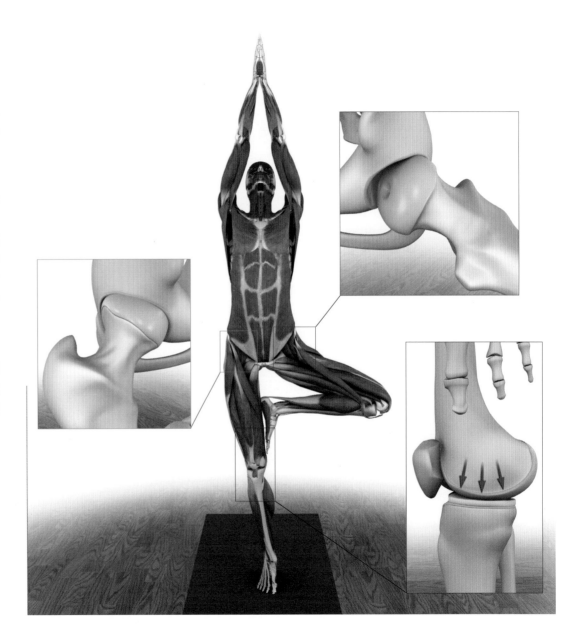

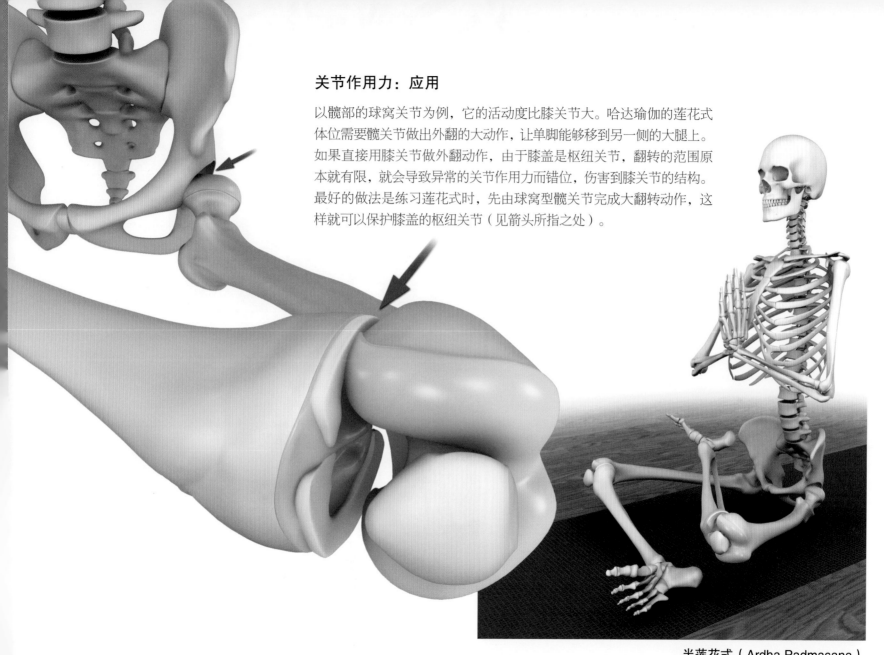

关节作用力：应用

以髋部的球窝关节为例，它的活动度比膝关节大。哈达瑜伽的莲花式体位需要髋关节做出外翻的大动作，让单脚能够移到另一侧的大腿上。如果直接用膝关节做外翻动作，由于膝盖是枢纽关节，翻转的范围原本就有限，就会导致异常的关节作用力而错位，伤害到膝关节的结构。最好的做法是练习莲花式时，先由球窝型髋关节完成大翻转动作，这样就可以保护膝盖的枢纽关节（见箭头所指之处）。

半莲花式（Ardha Padmasana）

韧带

韧带是纤维结缔组织，将各个骨头在关节处连接起来，并在关节活动时稳定关节。韧带依据功能不同而有不同的尺寸和形状，例如膝盖的十字韧带，短又强韧，可以让膝关节完成枢纽的工作；骶髂韧带的构造致密、宽厚，可限制骶髂关节的动作范围；肩韧带是薄而细的带状构造，可以和肩关节囊相互配合，做出大范围的动作。

韧带无法收缩，但是能充分配合关节的动作，这是因为韧带内有感觉神经，可以将关节的姿势位置等信息回传到脊椎和大脑。

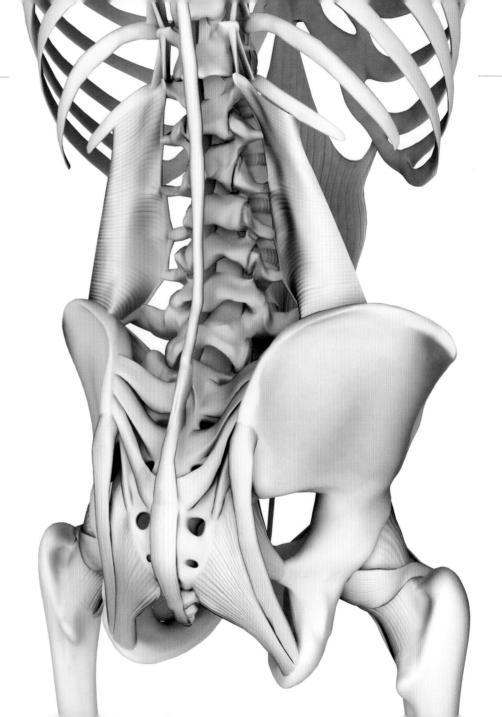

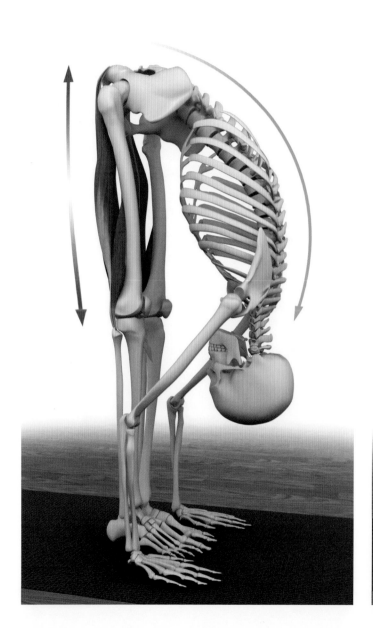

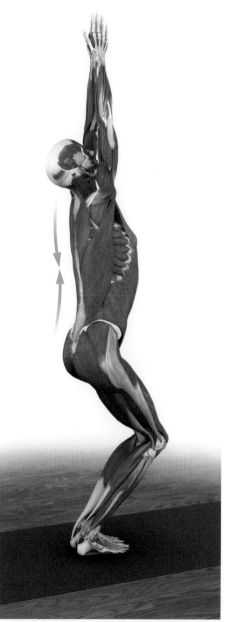

韧带修复

韧带修复是一种骨折间接复位技术，骨科医生通过纵向牵引附在骨头的韧带，将受伤的骨头拉回原位做修复。这样的观念也可以运用在瑜伽体位上，比如本页左图所示的站立前弯式。这样的体位可以将上半身的重量通过背部韧带转移到骨盆处，将骨盆往前拉，提高坐骨结节，伸展大腿后侧的腘旁肌。

此外，韧带也有弹性回缩的作用，这样的作用结合身体的动力，可以将身体拉回原位，比如将后弯体位往前拉回成站立姿势。

骨盆韧带与髋部韧带

我们可以从骨盆和髋部的韧带形状看出它们的功能：骨盆韧带厚实牢固，有助于关节承担重量；髋部韧带在稳定髋部的同时，还能让双腿做出行走及跑步等动作。

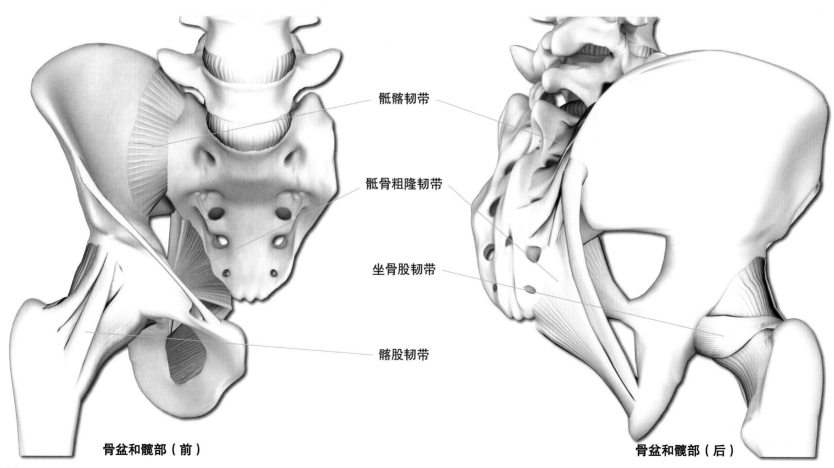

骶髂韧带

骶骨粗隆韧带

坐骨股韧带

髂股韧带

骨盆和髋部（前）

骨盆和髋部（后）

髂股韧带

髂股韧带属于髋关节的组成部分，作用在于稳定髋部。当股骨向外翻转和延展时，髂股韧带会跟着拉紧；而当股骨向内翻转呈放松状态时，髂股韧带也会跟着放松。一旦髂股韧带僵紧，在髋关节向前做低弓箭步及劈腿动作时，活动范围就会受限。如果将骨盆前倾并向内旋转股骨，就能改善韧带受限的情形。

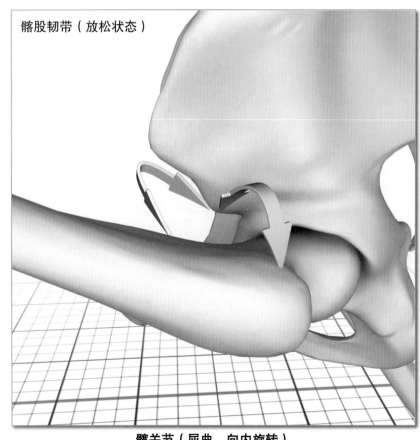

髂股韧带（放松状态）

髋关节（屈曲，向内旋转）

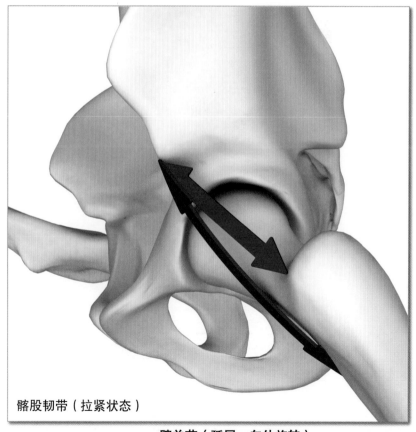

髂股韧带（拉紧状态）

髋关节（延展，向外旋转）

手肘韧带

手肘的侧韧带会限制肘关节的侧向动作，维持肘关节的枢纽功能。骨间膜的作用在于稳定前臂的骨骼（右图为后视图）。

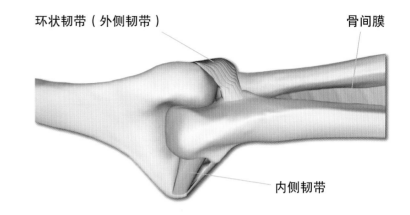

环状韧带（外侧韧带）　　骨间膜

内侧韧带

肩韧带

肩膀的盂肱韧带没有髋关节韧带那么厚，所以肩关节的活动度较大，可以做出较大范围的动作。下盂肱韧带是三条盂肱韧带中最重要的一条，当肱骨向外伸展和旋转时，这条韧带会拉紧。

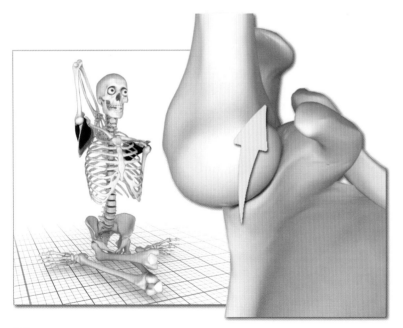

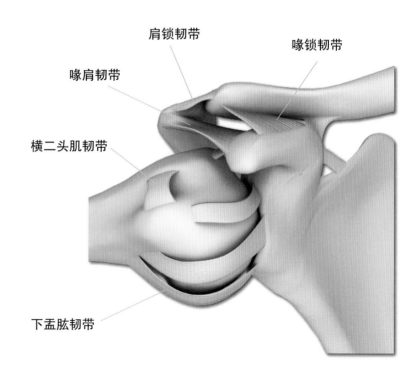

肩锁韧带　　喙锁韧带

喙肩韧带

横二头肌韧带

下盂肱韧带

稳定肩部的肌肉

髋部骨头和韧带都是厚实的形状，其作用在于稳定髋部。至于肩膀就不同了，维持稳定靠的是肌肉，其中最主要的是旋转肌群，其次是肱二头肌和肱三头肌。瑜伽中一些靠臂力支撑、平衡身体及倒立的体位都能强化肩部的这些肌肉，达到平衡及稳定肩关节的作用。

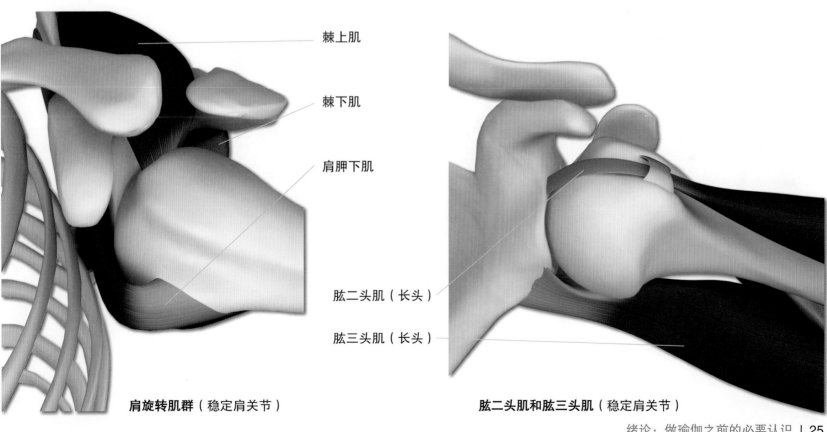

棘上肌

棘下肌

肩胛下肌

肱二头肌（长头）

肱三头肌（长头）

肩旋转肌群（稳定肩关节）　　　　　　　　　　**肱二头肌和肱三头肌**（稳定肩关节）

脊椎单元

整条脊柱由脊椎骨、椎间盘及韧带组成，而所谓的"脊椎单元"则包括两个相邻椎体及中间的椎间盘，这是脊柱整体运动的基本单元，可以做出伸展、弯曲、侧弯及扭转运动。脊椎骨属于微动关节，结合每个椎体的小幅动作，让脊柱能够做出最大的活动范围。

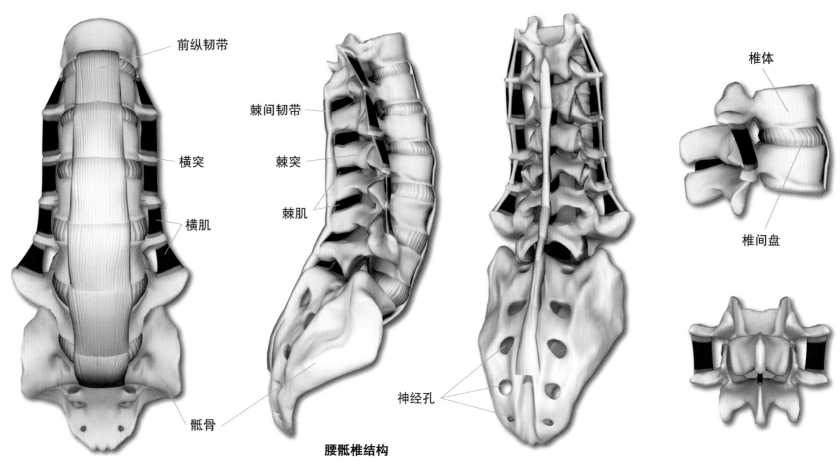

前纵韧带

横突

横肌

棘间韧带

棘突

棘肌

骶骨

神经孔

椎体

椎间盘

腰骶椎结构

躯干韧带

韧带连结各个骨块和肌肉。在下图中，可以清楚地看到上半身、
躯干及下半身通过三条韧带连结在一起。

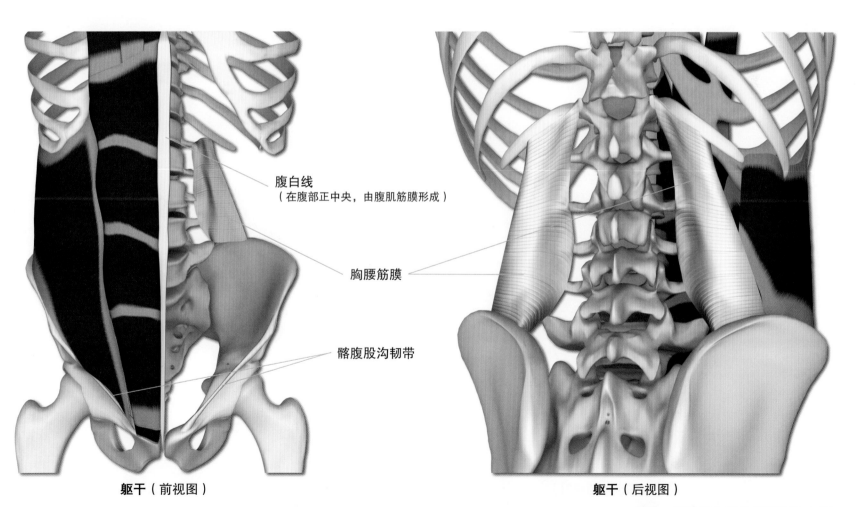

腹白线
（在腹部正中央，由腹肌筋膜形成）

胸腰筋膜

髂腹股沟韧带

躯干（前视图）

躯干（后视图）

膝关节韧带

髌骨韧带是股四头肌（大腿前面靠近膝盖的肌肉）向下延伸形成的一条坚韧的软组织，它向下走并与胫骨连接。膝关节侧韧带会限制膝盖的侧向动作，同时又保持枢纽的功能。前后交叉韧带是决定膝盖稳定性的两条主要韧带，会限制胫骨和股骨（膝盖的上下腿骨）过度向前或向后移动。半月板是膝关节软骨与软骨之间的弹性组织，可增加股骨与胫骨之间的接触面并增厚关节面，强化膝关节的稳定性。骨间膜则有稳定小腿骨的功能。

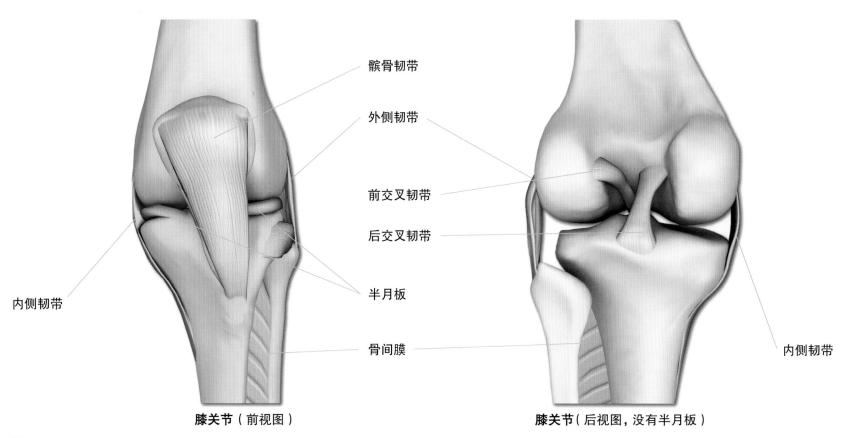

髌骨韧带

外侧韧带

前交叉韧带

后交叉韧带

半月板

骨间膜

内侧韧带

内侧韧带

膝关节（前视图）　　　　　　　　　　**膝关节（后视图，没有半月板）**

肌肉

肌肉收缩产生的作用力施加在关节处，会产生不同的动作。这些作用力对于瑜伽体位的影响取决于肌肉的形状，以及肌肉的起端与止端。我们通常把肌肉附着在骨面上接近身体中线的近端附着点称为肌肉的起端，而另一端则称为止端。

起端

肌肉的近端附着点，通常接近身体的中线。

止端

肌肉的远端附着点，一般离身体中线较远。

主动肌

又称为原动肌，是完成动作的主要肌肉，收缩时能使关节产生动作。例如弯曲膝关节时，腘旁肌就是主动肌。

拮抗肌

主动肌收缩时，配合放松来完成动作的肌肉称为拮抗肌。例如弯曲膝关节时，大腿前侧的股四头肌就是腘旁肌的拮抗肌。伸展膝盖时，股四头肌成为主动肌，而腘旁肌就是拮抗肌。

协同肌

协助主动肌产生动作并做微调的辅助肌群，它可以产生相同的动作，但是效力较小。

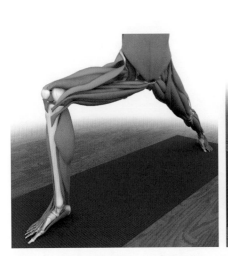

腰大肌的协同作用有助于弯曲髋部。

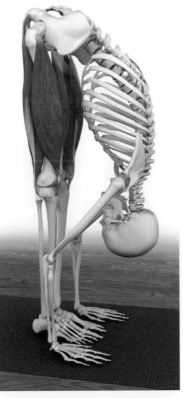

在这个前弯动作上，股四头肌是主动肌，收缩时可以延展膝盖；而腘旁肌是拮抗肌。

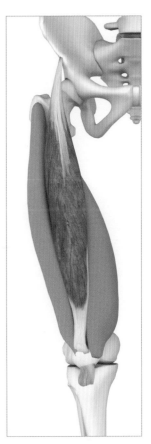

股直肌的起端位于髂骨前上棘，止端在髌骨。

肌肉与肌腱

肌腱是连接肌肉与骨骼的结缔组织带，通过转移肌肉所产生的作用力来移动关节。肌腱有感觉神经，可以将肌肉的紧度和关节位置等信息回传到大脑。

肌腱和韧带的伸展程度都有限，而且无法收缩。练习瑜伽可以改善肌腱和韧带的弹性，尤其热瑜伽的效果更好。做瑜伽时，切勿过度伸展肌腱和韧带，一旦它们超过正常的长度就会造成损伤。

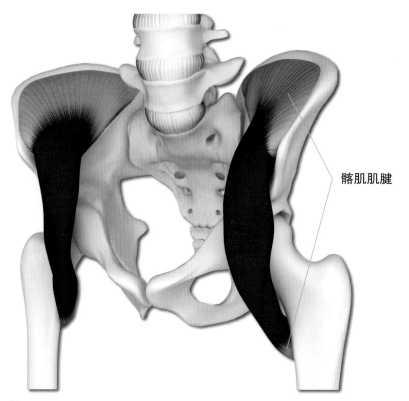

髂肌肌腱

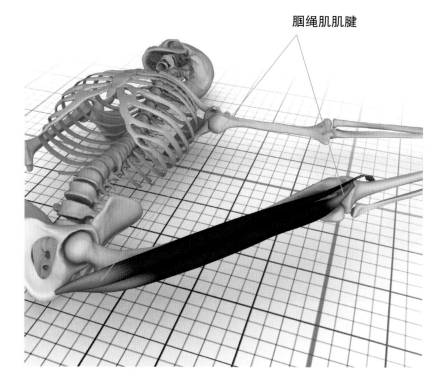

腘绳肌肌腱

肌肉的形状

肌肉有各种不同的形状，而形状能反映出肌肉的特定功能。在骨骼活动时，这些形状不同的肌肉可以提供最大的机械效率。改变肌肉的形状可以产生"半滑轮"的效应，让收缩的力量呈倍数增加。本页图示是肌肉的几种形状。

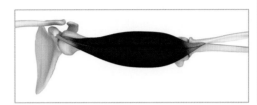

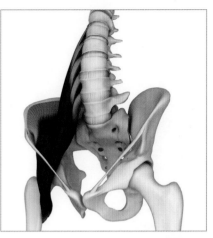

肱二头肌

两头梭形

髂腰肌

多头收束（有半滑轮作用）

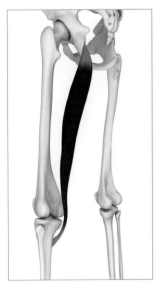

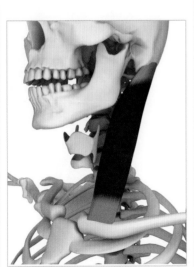

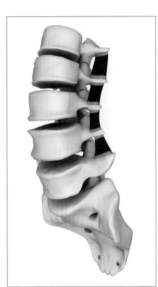

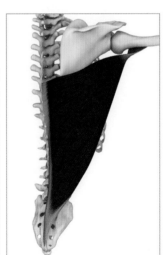

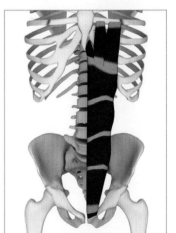

半腱肌

单头梭形

胸锁乳突肌

带状

横肌

短方形

背阔肌

三角形收束

腹直肌

薄板状腱膜

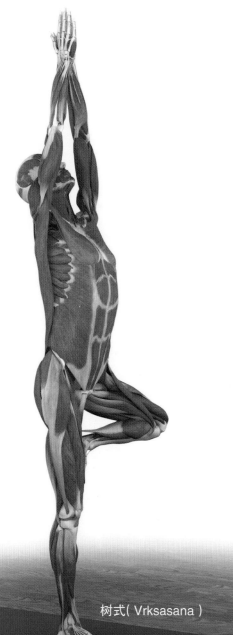

树式（Vrksasana）

单关节肌与多关节肌

根据肌肉起端与止端所连结的关节数目，可将人体的肌肉群分为单关节肌及多关节肌两大类。顾名思义，只跨一个关节的肌肉就是单关节肌，而多关节肌则跨过一个以上的关节。

单关节肌收缩时，只能移动一个关节，而多关节肌收缩时，能带动多处关节。

比如说，在立单脚、保持平衡的树式中，髂肌和臀中肌是单关节肌，因为它们从髂骨延伸到近端股骨，只跨一个髋关节；在这个姿势中，髂肌和臀中肌有稳定髋关节的作用。腰方肌、腰大肌、股直肌和缝匠肌是多关节肌，因为这些肌肉可以移动和跨过的关节不只一个，这些肌肉让缩起的那只脚能够做出弯曲、外展和外旋的动作。

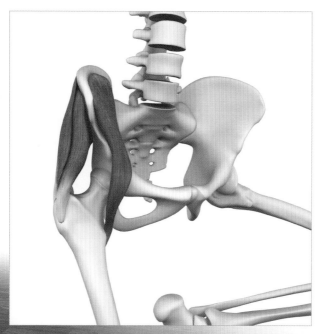

单关节肌

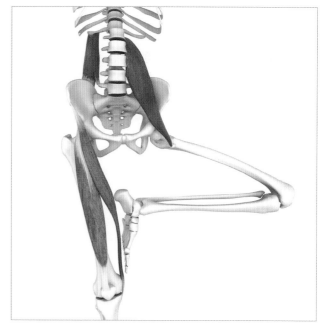

多关节肌

肌肉的构造和功能

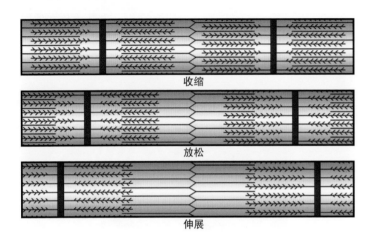

收缩

放松

伸展

肌纤维是呈纤维状的肌细胞，多条肌纤维组合成肌束，肌束再聚集成个别的骨骼肌。通常，会将受同一个运动神经支配的所有肌纤维合称为一个运动单元（motor unit），而骨骼肌的收缩则以运动单元为单位。

骨骼肌也包含不具收缩能力的组成部分，包括包覆着肌肉束、纤维束的结缔组织以及肌腱。骨骼肌的收缩受大脑意志的控制，借由神经冲动传导至肌肉，由肌浆网释出钙离子来引起肌纤维的收缩。钙离子让肌丝（肌原纤维的组成单位）之间形成横桥（连结桥），这一过程引发了所谓的"棘爪"效应，导致每束肌纤维变短或收缩。

围绕着肌肉、原本无法收缩的筋膜也受到了肌肉收缩力量的影响。筋膜再将此作用力转移到肌腱和骨头，进而带动关节。

肌肉可以处在收缩、放松或是伸展的状态，本页左上角的三张小图，是肌肉在收缩、放松及伸展时，肌丝横桥的移动情形。

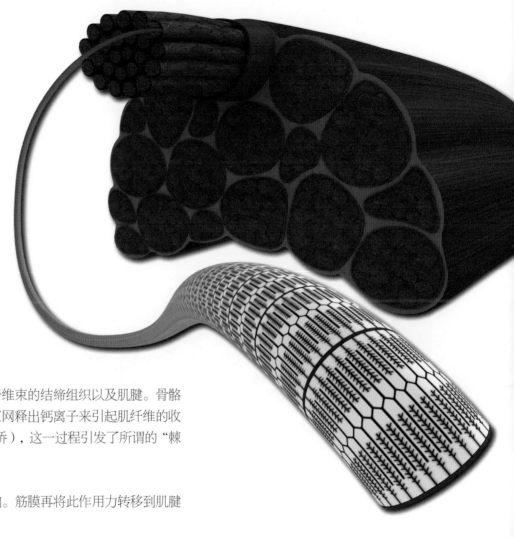

肌肉的静态伸展

静态伸展是哈达瑜伽中最常见的技巧，分为主动和被动两类。主动伸展是借由收缩拮抗肌来伸展目标肌肉。以坐姿前弯式来说明，通过收缩股四头肌、髂腰肌和肱二头肌来伸展腘旁肌，就是一种主动式静态伸展。在主动式静态伸展中，收缩拮抗肌就是利用肌肉组织的交互抑制作用：收缩某块肌肉时，其相反作用的肌肉（拮抗肌）会放松且延展。

而被动式静态伸展则是利用身体重量或外力来伸展目标肌肉，例如桥式就是被动式静态伸展的一种体位，要伸展的目标肌群是髂腰肌。

主动式静态伸展

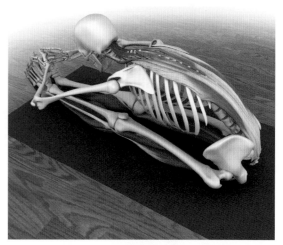

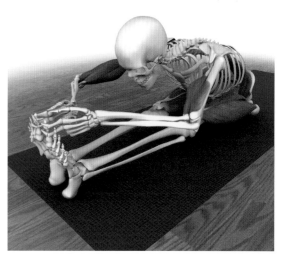

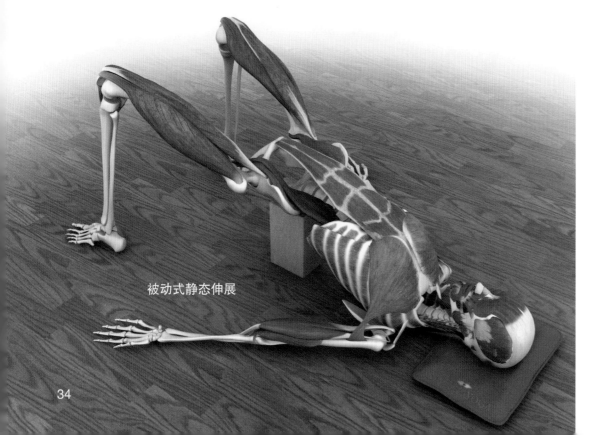

被动式静态伸展

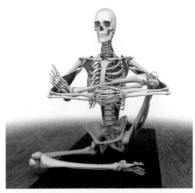

PNF 伸展法

PNF（proprioceptive neuromuscular facilitation）伸展法的中文译名是"本体感觉神经肌肉促进法"，有些做瑜伽的人会应用 PNF 伸展法来加强体位练习，这种伸展法是一种柔软度训练，指在静态伸展时收缩伸展中的肌肉。这样的动作会触发高尔基腱器（Golgi tendon organ）[①]的反射弧，当肌肉收缩后，目标肌肉会达到深度的放松。练习 PNF 伸展法时要考虑关节的反作用力，这点很重要，因为肌肉产生的力量会传送到关节处。一般来说，必须和缓地收缩正在伸展中的肌肉，才能避免产生过度的关节反作用力。在左图中，可以看到臀中肌、臀大肌和阔筋膜张肌如何进行 PNF 伸展。

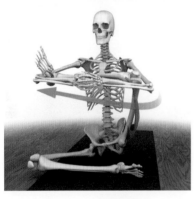

动态式伸展

瑜伽中有个与呼吸同步的动作，称为串联体位法（Vinyasa），就可运用动态式伸展。这种伸展方式通过一再重复单一动作来强化伸展的深度。练习动态式伸展最好在清晨起床后，可以活化休息了一整晚的肌肉，为您提供一整天的能量。

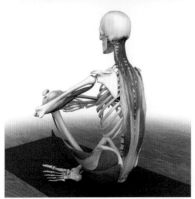

① 位于肌肉与肌腱接合处的感觉器官，对于肌肉所承受的张力变化特别敏感。

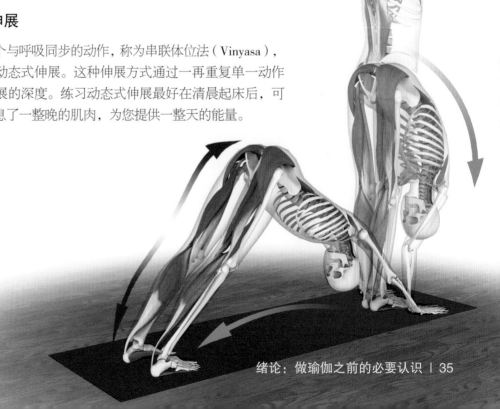

肌肉收缩的类型

以下是肌肉收缩的三种类型，包括：

1. **等张收缩**（isotonic contraction）：骨骼肌向心收缩的一种，肢体用力时，肌肉长度变短。

2. **离心收缩**（eccentric contraction）：肢体用力时，肌肉长度变长。

3. **等长收缩**（isometric contraction）：肌肉施力时，肌肉长度不变，骨头不移动，例如手臂伸直用力推墙的动作，就是等长收缩。

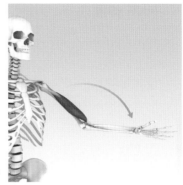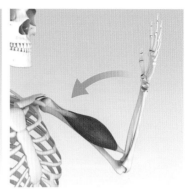

等张收缩

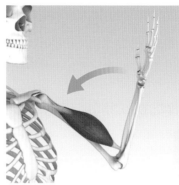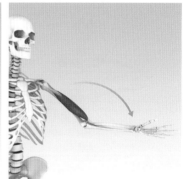

离心收缩

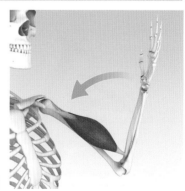

等长收缩

动作

肌肉骨骼系统的一举一动都会牵涉到不同的关节、施力方向及各个切面的动作。对肌肉骨骼系统的基本动作有初步的认识，在分析及拆解瑜伽体式及功能时会很有帮助。

身体三个平面的六大基本动作

冠状面（Coronal plane）：又称额状面，指将人体分成前后两半。在这个剖面上，动作分为内收和外展，内收动作是朝向身体中线的方向移动，而外展就是往身体中线的反方向移动。

矢状面（Sagittal plane）：又称纵切面，指将人体分成左右两半。在这个剖面上，动作分为屈曲和伸展，屈曲通常是往前弯（但膝盖向后弯）；而伸展都是往后方移动。

水平面（Transverse plane）：又称横切面，指将人体分成上下两半。在这个剖面上的动作称为旋转，分为内旋（朝向身体中线的方向）和外旋（远离身体中线）。

我们身体的所有动作，都是由这六大基本动作（屈曲、伸展、内收、外展、内旋及外旋）所组合而成的。

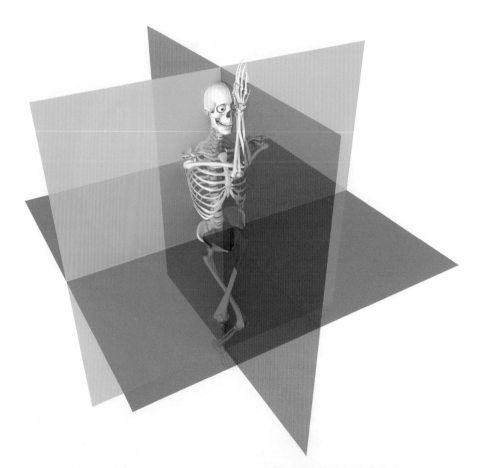

姿势与动作

每个瑜伽体位都能反映出其功能，也可以由其功能反向推知体位。本页以勇士式第二式来拆解瑜伽体位中每个相关身体部位的姿势。你可以将肌肉的运作原理与本页的分析结合，提升瑜伽的技巧。

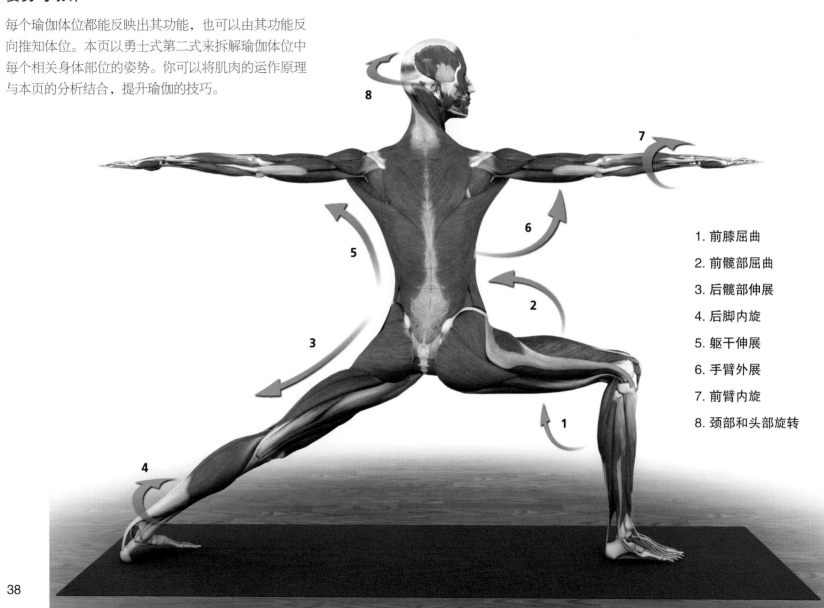

1. 前膝屈曲

2. 前髋部屈曲

3. 后髋部伸展

4. 后脚内旋

5. 躯干伸展

6. 手臂外展

7. 前臂内旋

8. 颈部和头部旋转

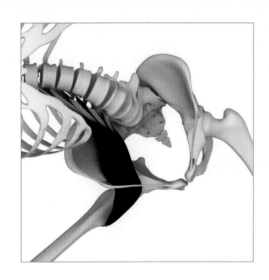

关节的耦合

跨不同剖面的相邻关节产生的动作，称为
耦合动作（coupled movement）。以三角式
的侧弯为例，脊柱会经历一连串不同剖面
的复杂动作，包括不同程度的旋转、屈曲
和伸展。前脚的髋关节、股骨以及前倾的
骨盆一起完成左图这个姿势。

复杂动作

事实上，要用简单的文字来描述动作真的很困难，
尤其是瑜伽姿势。任何一个复杂的动作都需要运
用到许多关节，而它们又以不同的方式运作。有
时，我们也会按照其特点来描述这些复杂动作，
例如关节的耦合方式，以及开放链和闭锁链动作
（open-chain and closed-chain movements）等。

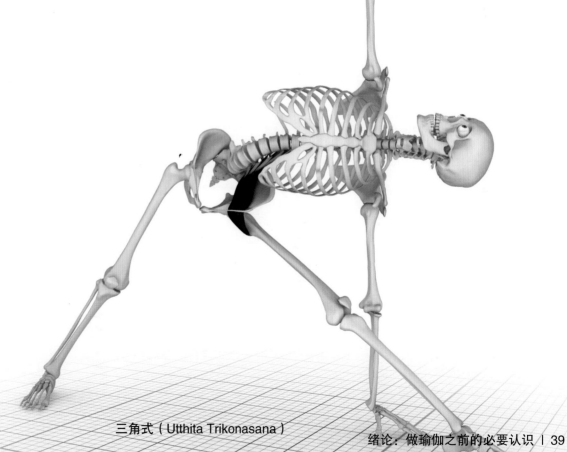

三角式（Utthita Trikonasana）

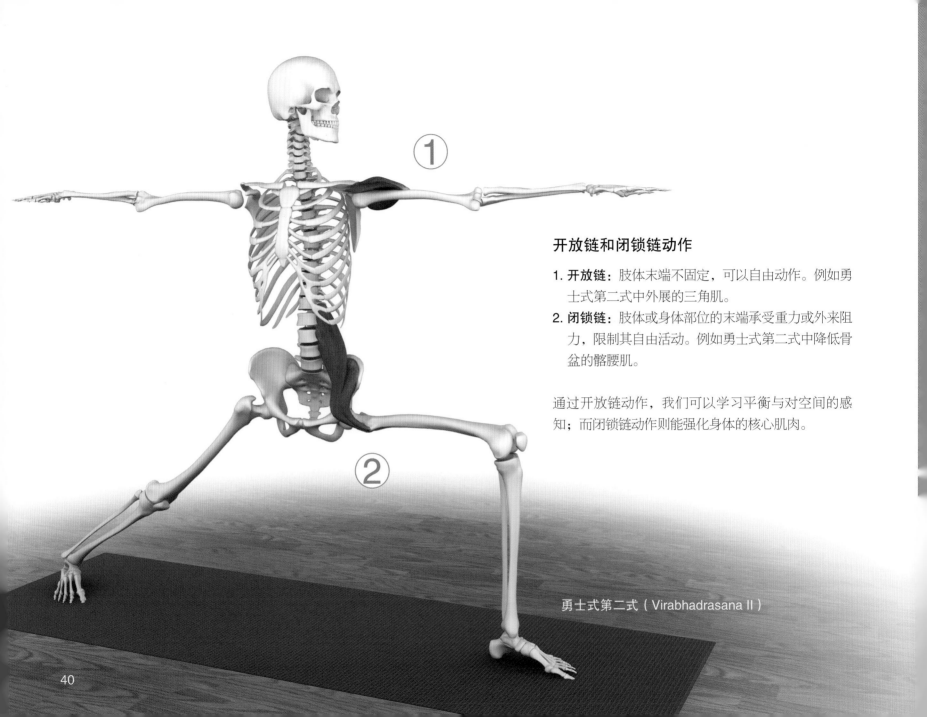

开放链和闭锁链动作

1. **开放链:** 肢体末端不固定,可以自由动作。例如勇士式第二式中外展的三角肌。
2. **闭锁链:** 肢体或身体部位的末端承受重力或外来阻力,限制其自由活动。例如勇士式第二式中降低骨盆的髂腰肌。

通过开放链动作,我们可以学习平衡与对空间的感知;而闭锁链动作则能强化身体的核心肌肉。

勇士式第二式(Virabhadrasana II)

Part

1 骨盆和大腿

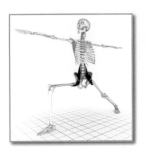 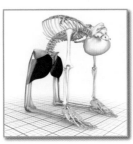 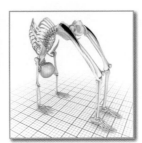 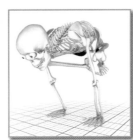 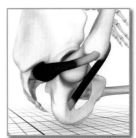 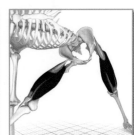

髋关节的外旋肌群

1 梨状肌
2 上孖肌
3 闭孔内肌
4 下孖肌
5 股方肌

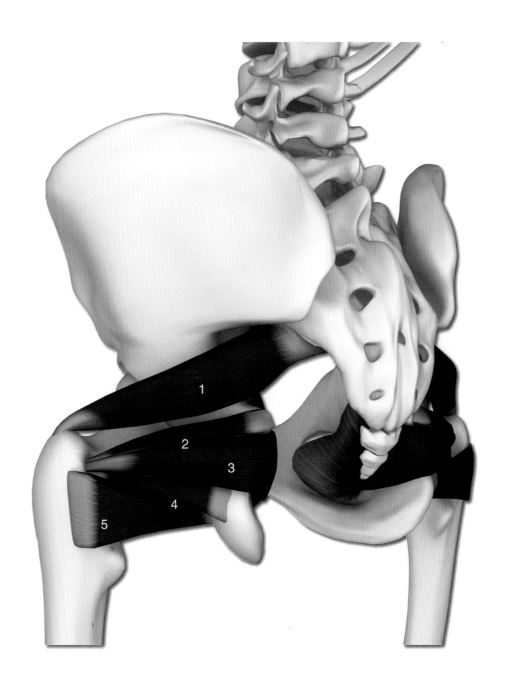

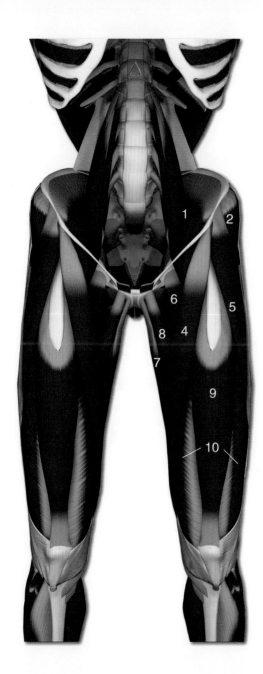

下肢肌肉

1
髂腰肌
2
臀中肌
3
臀大肌
4
缝匠肌
5
阔筋膜张肌
6
耻骨肌
7
股薄肌
8
内收长肌
9
股直肌
10
股四头肌
11
股二头肌
12
半腱肌
13
半膜肌
14
腓肠肌

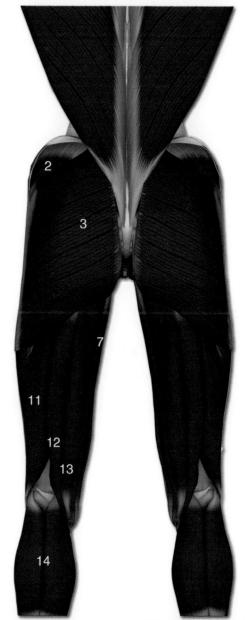

髋部动作 1

下列示范图例，都是髋部和骨盆的基本动作。仔细观察，就能了解在这些动作中，髋关节和骨盆是如何一起协同运作的。

屈曲

抬脚趾式（Utthita Hasta Padangusthasana）

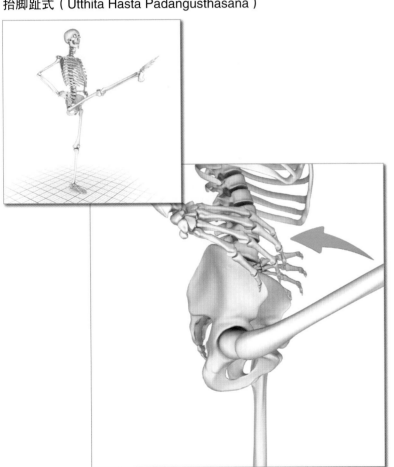

伸展

蝎子式（Vrschikasana）

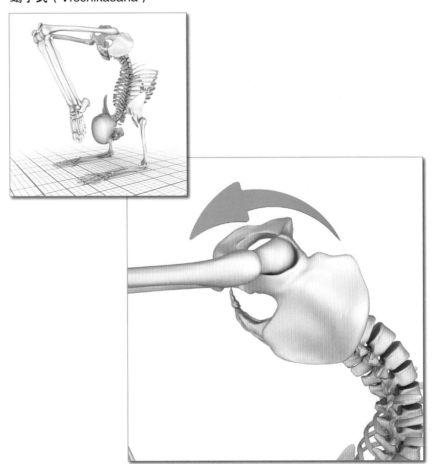

髋部动作 2

外展（远离身体中线）

平躺提腿式第二式（Supta Padangusthasana B）

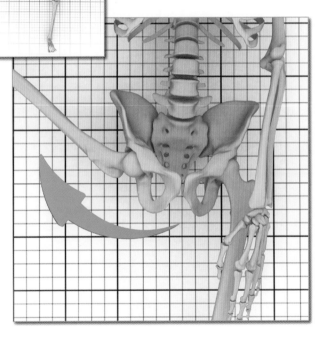

内收（靠近身体中线）

圣哲马里奇第三式（Marichyasana Ⅲ）

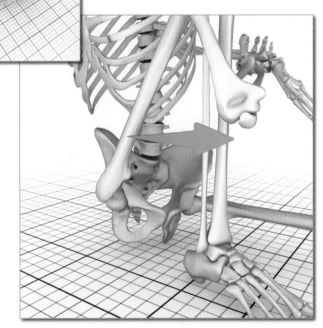

髋部动作 3

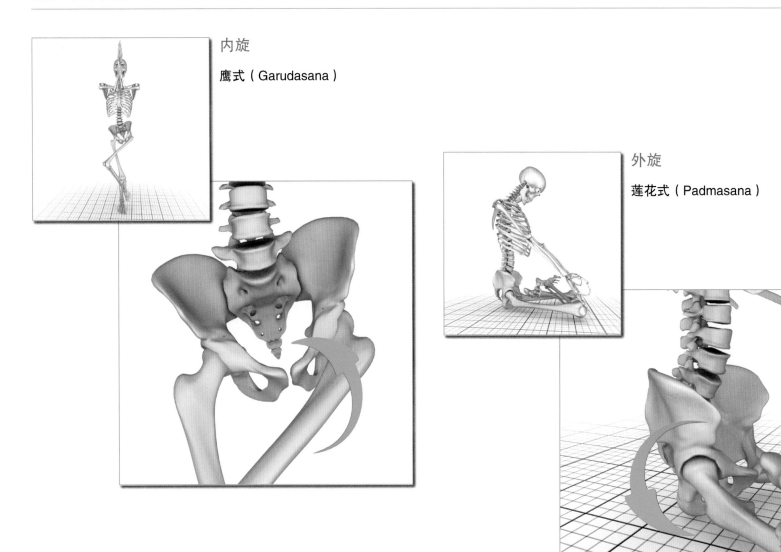

内旋

鹰式（Garudasana）

外旋

莲花式（Padmasana）

骨盆动作 1

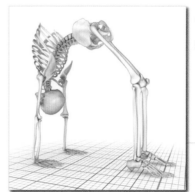

后弯

轮式（Urdhva Dhanurasana）

前倾

站立前弯式（Uttanasana）

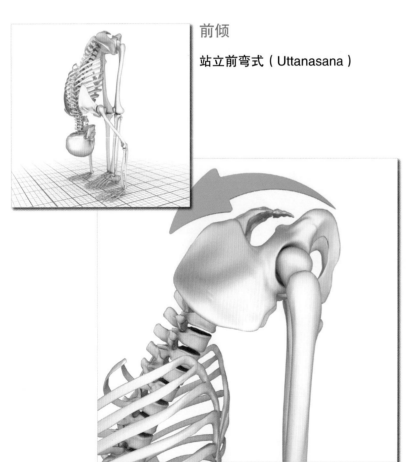

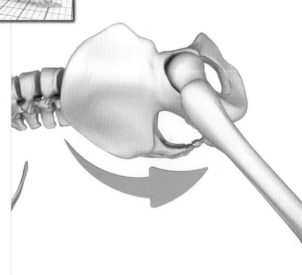

骨盆动作 2

旋转

鹰式（Garudasana）

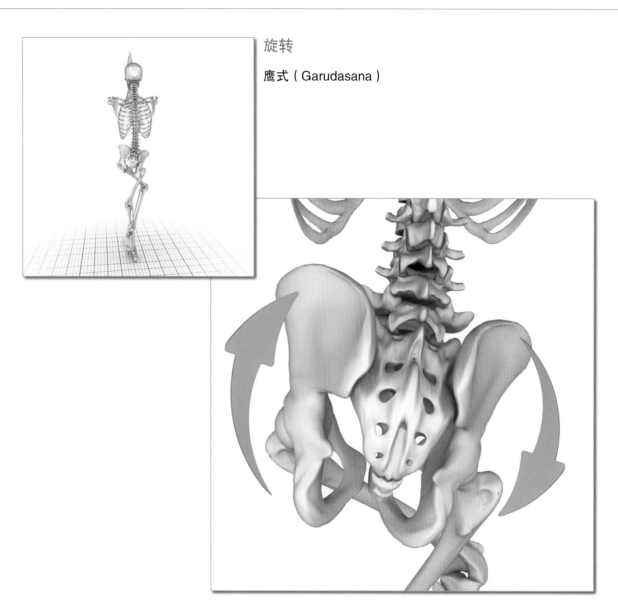

第1章 髂腰肌

事实上，所谓的髂腰肌由两股肌肉组成：一是腰大肌，二是髂肌。腰大肌的起点在下背部，而髂肌的起点则在骨盆内。这两股肌肉结合形成一条肌腱，附着在近端股骨的内侧。

髂腰肌是多关节肌肉，这表示它移动时会动到的关节不只一个。髂腰肌跨过骨盆前缘，附着在股骨上。其作用就像滑轮系统，当髂腰肌收缩时，可以产生加倍的力量，并能以多种方式移动下背部、骨盆和臀部。换句话说，当髂腰肌收缩时，会有多处关节同时动作。

髂腰肌首次开始发挥作用，是在婴儿第一次学坐及学步时。一旦开始运作，髂腰肌就会持续地勤奋工作，不管是站立或走路，都少不了它。不过，一般人都对髂腰肌的运作浑然不觉。反过来想想，要是每一次走路时，都得下达命令，那有多累人啊。

学习哈达瑜伽，可以重新唤起我们对这条重要肌肉的认识。一旦了解髂腰肌的作用，在练习瑜伽体位时，就能通过收缩或放松这条肌肉来提升及深化你的动作。

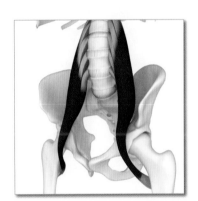

腰大肌

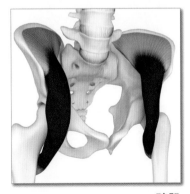

髂肌

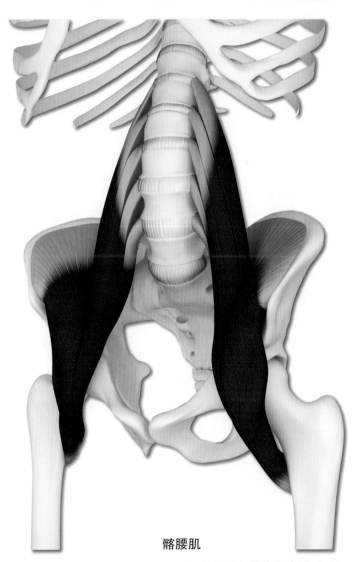

髂腰肌

髂腰肌 1

髂腰肌的起端

腰大肌：起自第十二胸椎及第一到第五节腰椎的横突及骨盘。

髂肌：从髂骨内侧上方三分之二处到髂骨的内缘，一直延伸到前骶髂关节处。

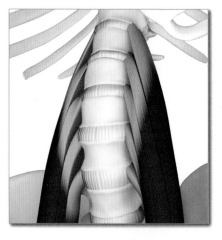

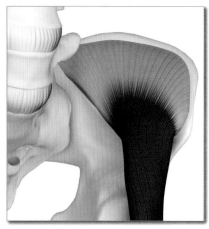

髂腰肌的止端

近端股骨的股骨小转子（较小的圆锥形隆起）。

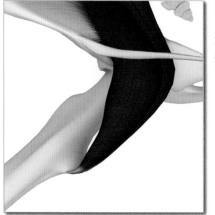

髂腰肌的神经分布与脉轮

· 第一、二、三、四腰椎神经
· 第二脉轮

髂腰肌的收缩和伸展会增进第二脉轮的能量，这是由髂腰肌起端、止端与髂腰肌本身的各种感觉神经受到刺激所致。

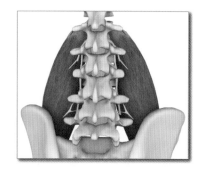

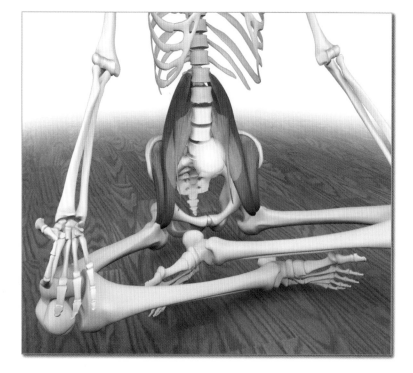

髂腰肌 2

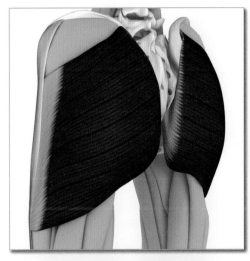

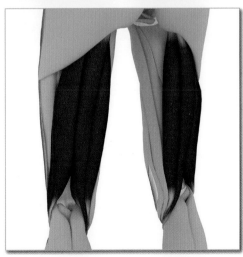

拮抗肌

臀大肌： 其作用在于扩展髋部和躯干、伸展和拉直髂腰肌，在后弯触地的体位中尤为重要。

腘旁肌： 即大腿后侧肌肉。进行后弯体位时可伸展髋部；脚踩弓步时，可增加另一侧大腿髂腰肌的延展。

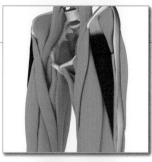

协同肌

阔筋膜张肌： 在髋部弯曲时，协助髂腰肌做细微调整。

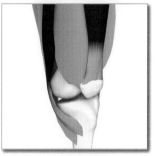

缝匠肌： 在髋部弯曲和向外转动时，协助髂腰肌做细微调整。

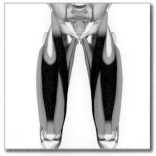

股直肌： 在髋部弯曲时，协助髂腰肌做细微调整；让臀大肌在后弯体位时（膝盖需弯曲）可加强延展髂腰肌。

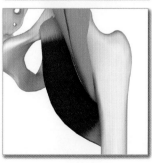

耻骨肌： 在髋部弯曲时，协助髂腰肌做细微调整，并提供内收作用以便稳定髋部（也能平衡缝匠肌的外展动作）。

协同作用 1

以下为勇士式第二式的示范动作，可借此了解阔筋膜张肌、缝匠肌、
股直肌、耻骨肌与腰大肌之间的协同作用。同样的，观察后臀延展
的体位，也可以看出臀大肌和腘旁肌是腰大肌的拮抗肌。

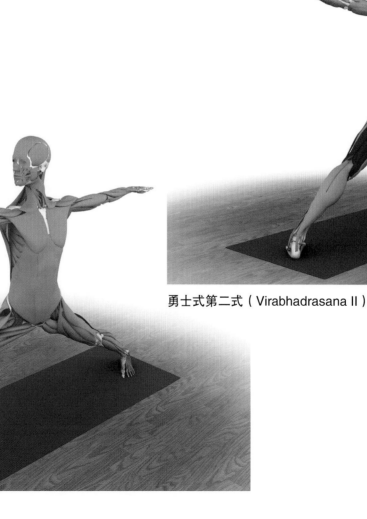

勇士式第二式（Virabhadrasana II）

协同作用 2

以下为单脚桥式的示范动作，可借此了解臀大肌和腘旁肌如何延展腰部肌肉，同时与站立脚的腰肌协同作用。以向上伸直的那只腿来说，其髋部处于弯曲状态，从图中可以看到腰肌的协同肌为阔筋膜张肌、缝匠肌、股直肌和耻骨肌。

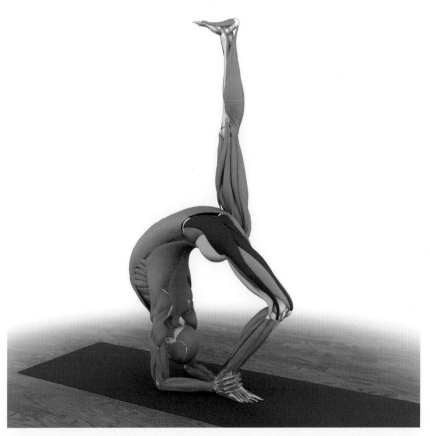

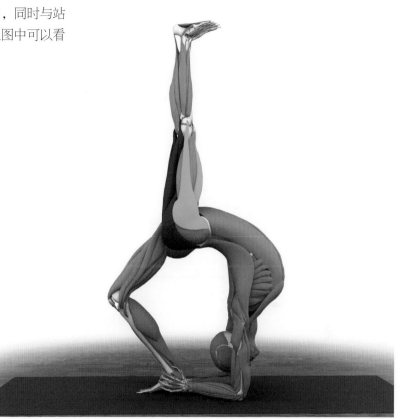

单脚桥式（Eka Pada Viparita Dandasana）

髂腰肌 3

动作

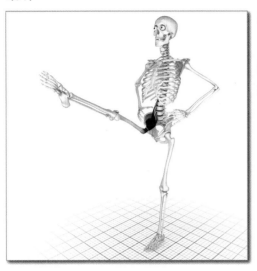

开放链动作

（肌肉起端固定，止端移动）

髋部股骨屈曲和外旋，例如抬脚趾式第四式。

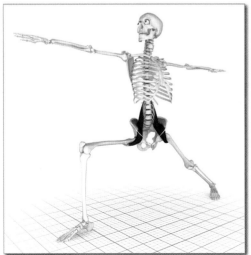

闭锁链动作

（肌肉止端固定，起端移动）

转动身躯，骨盆前倾，拉直和支撑腰椎，例如勇士式第二式。

觉醒

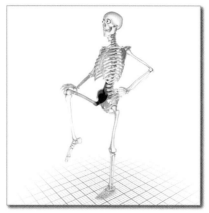

股骨弯曲动作的开放链等长阻力[1]。

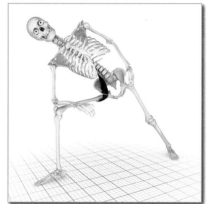

躯干弯曲动作的闭锁链等长阻力。

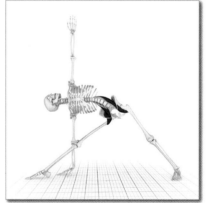

站姿的向心收缩。

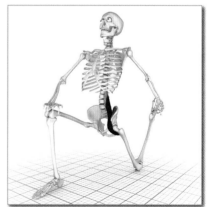

弓步姿势的离心收缩。

① 等长阻力（isometric resistance）是指当阻力加诸肌肉或肌肉群时，关节不发生活动，肌肉长度不变，是一种静态的肌力训练。

收缩

三角式是收缩腰大肌最理想的方式。这个收缩姿势会让骨盆前倾，将腘旁肌的起端（坐骨结节）从止端（小腿）拉离开来，加强伸展作用。下图为三角式的扭转版，优先收缩髂肌，能够全面运动这条肌肉。

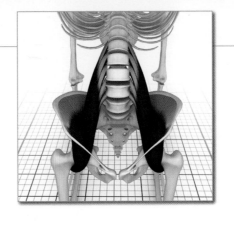

伸展

驼式在收缩髋部和身躯的伸展肌群（包括臀大肌）时，可以延展髂腰肌。凭借收缩股四头肌，能强化驼式的伸展动作，其中股直肌做离心收缩。

三角式（Utthita Trikonasana）

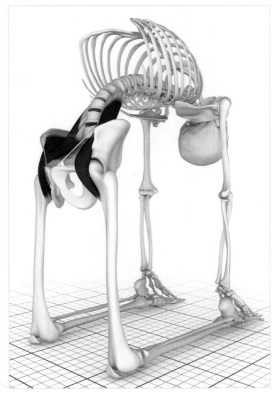

驼式（Ustrasana）

第2章 臀大肌

臀大肌是骨盆外侧四大肌肉中最大块、位于最后面的肌肉，从骨盆后延伸到股骨上部。这条肌肉分成两边，一边位于近端股骨的外侧，另一边位于大腿外侧带状构造的纤维性韧带——髂胫束。收缩臀大肌能延展并向外转动股骨。髂胫束上的肌纤维会缩紧髂胫束，并辅助膝盖移动。臀大肌具有单关节和多关节的功能，如果僵紧会限制髋部前弯的范围，例如在做站立前弯式时就有影响。

就像髂腰肌一样，臀大肌在执行站立和走路动作时也存在无意识的反应。许多重要的瑜伽姿势都能唤醒臀大肌，包括站姿、后弯和前弯等动作。臀大肌如果僵紧会限制身体前弯的范围，并减弱身体后弯的能力。

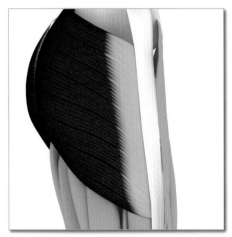

臀大肌

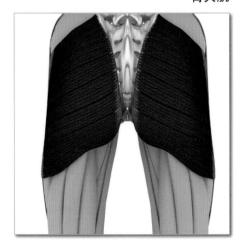

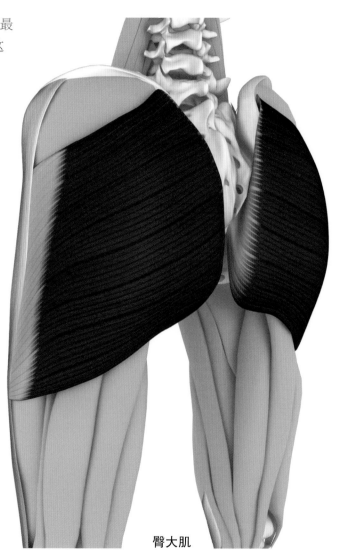

臀大肌

臀大肌 1

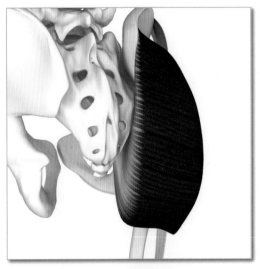

臀大肌的起端

髂骨外侧的后表面、骶骨和尾骨的后表面，以及背部竖脊肌的腱膜上。

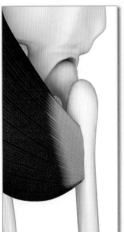 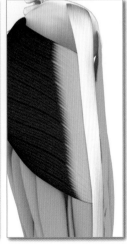

臀大肌的止端

- 近端股骨外侧表面的臀肌粗隆，就在股骨大转子下方。
- 髂胫束（止于前侧近端胫骨的小隆凸——格蒂结节）。

臀大肌的神经分布与脉轮

- 臀下神经（第五腰椎神经、第一和第二骶椎神经）。
- 图中发亮部位：第一脉轮。

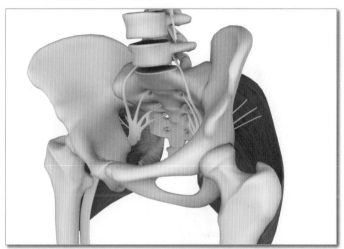

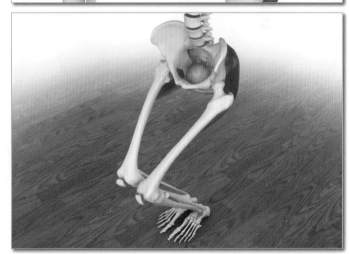

臀大肌 2

协同肌

半膜肌、半腱肌、股二头肌、腰方肌和内收大肌。

拮抗肌

髂腰肌、股直肌和耻骨肌。

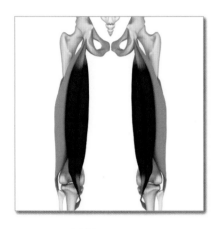
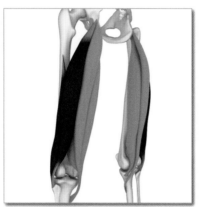
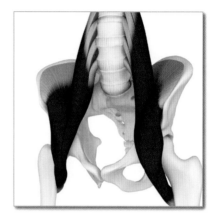
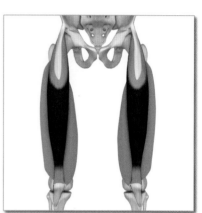
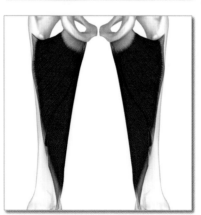
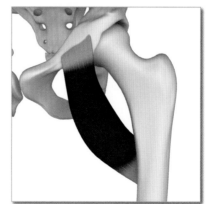

臀大肌 3

动作

向外翻转和延展髋部；上方肌纤维能够辅助大腿外展；通过髂胫束，也能完全稳住延展的膝盖。

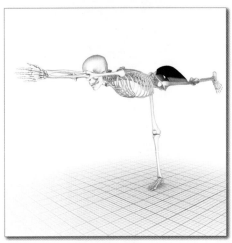

开放链收缩使髋关节能向外转动和延展。在勇士式第三式中，收缩臀大肌，能够抬起及向外转动后腿。髂胫束的肌纤维可让直立的膝盖保持稳定。

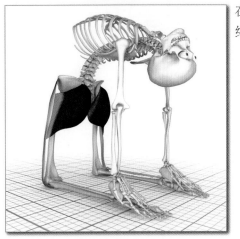

在驼式中，臀大肌在做闭锁链收缩时延展躯干。

觉醒

在抬脚趾式中，通过离心收缩让臀大肌更加延展并强化。

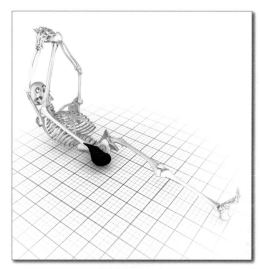

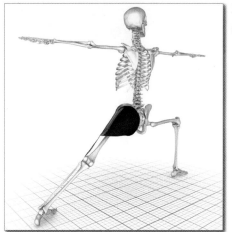

在勇士式第二式中，闭锁链收缩能够延展身躯。

臀大肌 4

收缩

前拉式：这个瑜伽体位可以收缩臀大肌。臀中肌（前肌纤维）、阔筋膜张肌和内收肌群的收缩可以抵消外旋作用力。脚后跟下压，可以强化这个动作。

伸展

站立前弯式：通过站立前弯式和其他弯曲身体和髋部的瑜伽体位，可以伸展臀大肌。

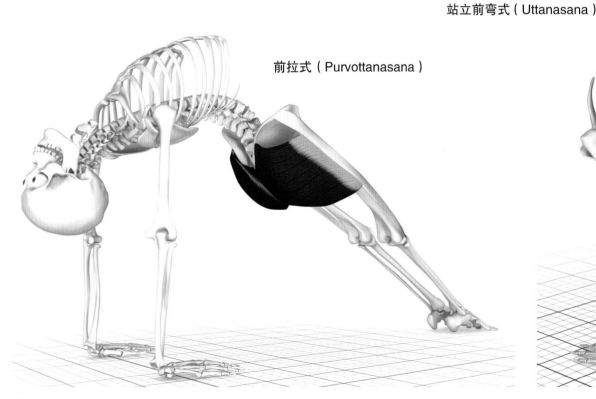

前拉式（Purvottanasana）

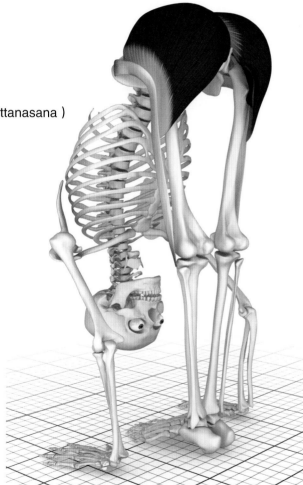

站立前弯式（Uttanasana）

第3章 臀中肌

臀中肌是呈中等大小的扇形肌肉，位于臀大肌前方，有部分肌肉被臀大肌所覆盖。臀中肌止于股骨大转子（股骨上的隆起，肌肉附着处），覆盖了臀小肌。

肌纤维的方向和位置会决定肌肉收缩所产生的动作。前肌纤维向内转动时，中肌纤维会使股骨向外延展。当股骨固定时，例如在单脚站立姿势中，臀中肌收缩会使骨盆倾斜，从而达到维持平衡的作用。

当我们站立和走动时，臀中肌时刻都在运作以稳定骨盆，不过我们对此毫无所知。在做后弯动作时，臀中肌会收缩，以抵消臀大肌收缩时髋部所产生的外旋动作。

臀中肌如果僵紧会限制髋部股骨向外转动的姿势，例如莲花式。当臀中肌的肌力不足时，也会减弱单脚站立的能力。

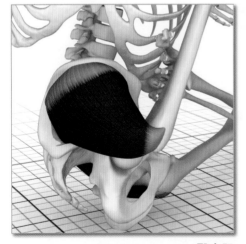

臀中肌

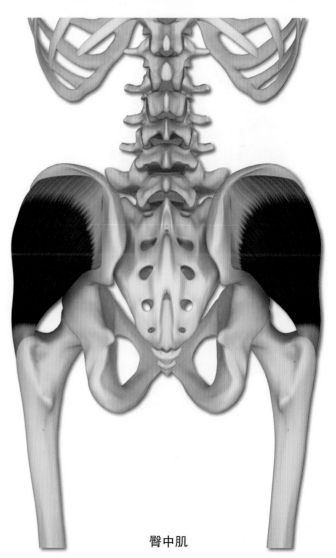

臀中肌

臀中肌 1

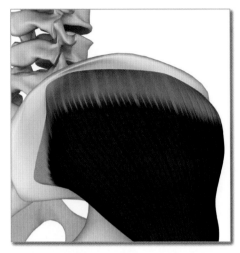

臀中肌的起端

附于髂骨外表面，就在髂骨嵴下方及臀大肌起端前面。

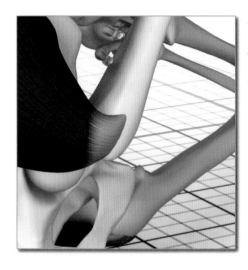

臀中肌的止端

位于近端股骨的股骨大转子上表面。

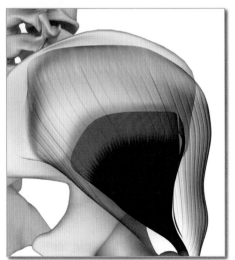

臀小肌的起端

在这张臀中肌的透视图中，清楚地显示了臀小肌的位置，两者的功能类似。臀小肌的起端位于髂骨外表面，就在臀中肌起端的前下方。

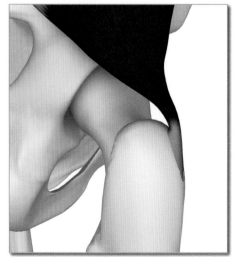

臀小肌的止端

位于股骨大转子的前部。

臀中肌 2

协同肌

臀小肌、阔筋膜张肌和梨状肌。

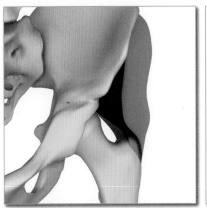
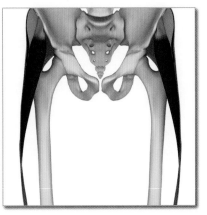

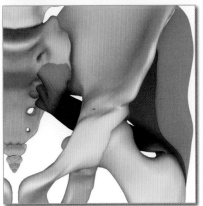

拮抗肌

内收肌群和股方肌。

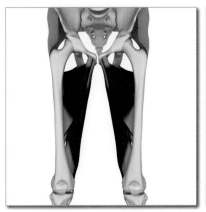
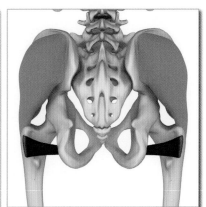

臀中肌的神经分布与脉轮

· 臀上神经（第四和第五腰椎神经、第一骶椎神经）。

· 图中发亮部位：第一脉轮。

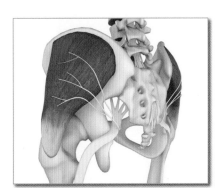

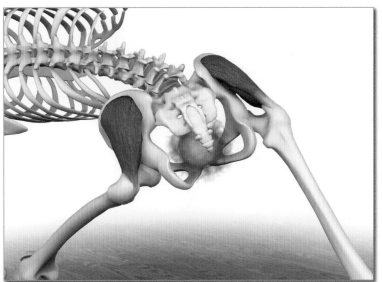

臀中肌 3

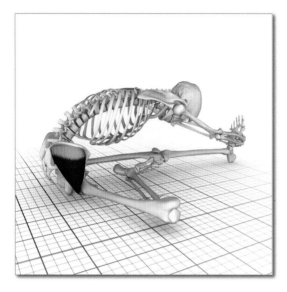

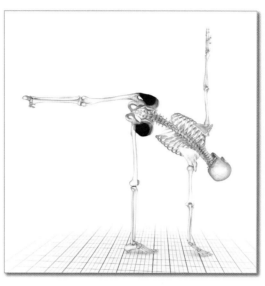

动作

- 髋部外展及向内转动；走动时能够稳定骨盆；后肌纤维可以使大腿向外侧转动。

- 在做单腿伸展头触膝式时，弯曲那只脚的臀中肌会收缩和外展；前肌纤维会使大腿向内侧转动，以保护膝盖。

- 在做半月式时，伸直那条腿的臀中肌会收缩并外展，以提起大腿。

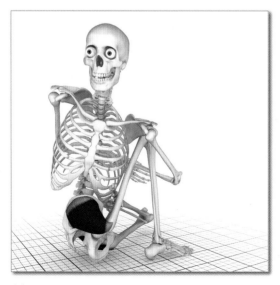

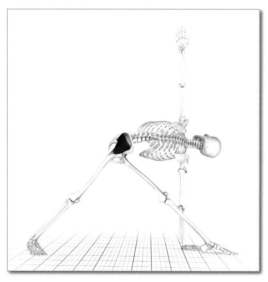

觉醒

- 在圣哲马里奇第四式中，通过收缩臀中肌，可以强化扭转的动作。等长收缩可用以锻炼臀中肌。

- 在反转三角式中，后腿的臀中肌会收缩，转动股骨时，可以加强身体的扭转动作。

臀中肌 4

收缩

轮式：收缩臀中肌的前肌纤维，让髋部向内转动；当臀大肌收缩以伸展髋部时，会对骶髂关节产生压力，这个动作可以释放压力。

伸展

马面式：向外转动髋部以伸展臀中肌，尤其是前肌纤维。含有莲花姿势的所有髋部外转体位都有相同的作用。

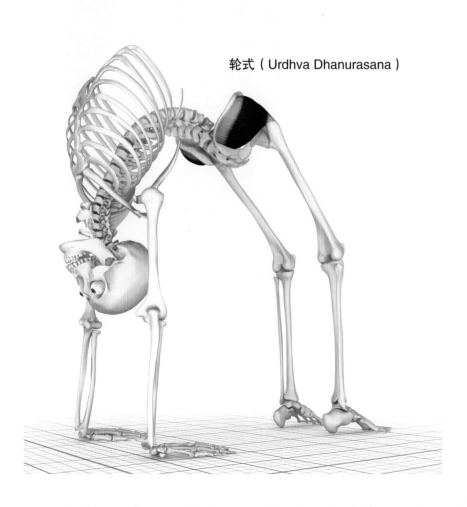

轮式（Urdhva Dhanurasana）

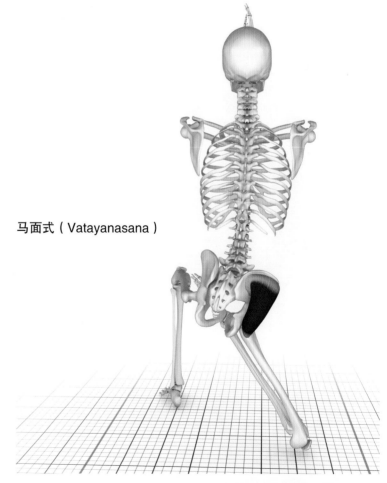

马面式（Vatayanasana）

这个小型的多关节肌,起于臀中肌前方的髂嵴,止于髂胫束,可协助臀中肌向内转动髋部,并配合臀大肌的前肌纤维一起伸展膝关节。

如果阔筋膜张肌僵紧,会限制髋部向外转动的姿势,例如莲花式。

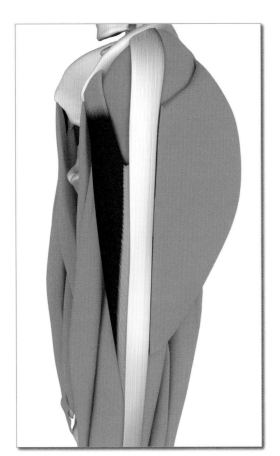

阔筋膜张肌

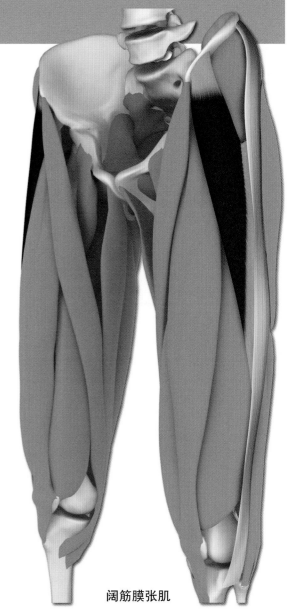

阔筋膜张肌

阔筋膜张肌 1

阔筋膜张肌的起端

髂骨嵴和髂前上棘的外侧前部。

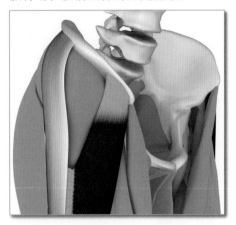

阔筋膜张肌的止端

髂胫束（从髂胫束到近端胫骨前外侧）。

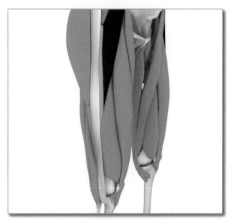

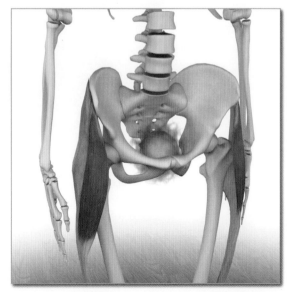

阔筋膜张肌的神经分布与脉轮

· 臀上神经（第四和第五腰椎神经、第一骶骨神经）。
· 图中发亮部位：第一脉轮。

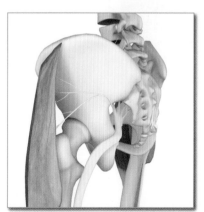

阔筋膜张肌 2

拮抗肌

腘旁肌、内收肌群和臀大肌（股骨止端）。

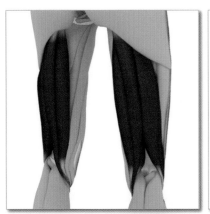 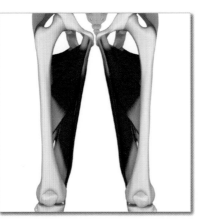

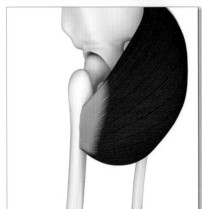

协同肌

股四头肌、髂腰肌、臀大肌的前部（髂胫束止端）及臀中肌。

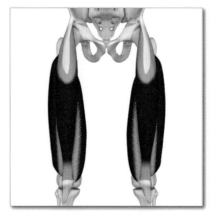 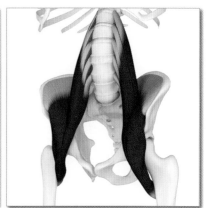

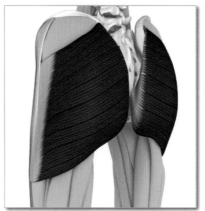 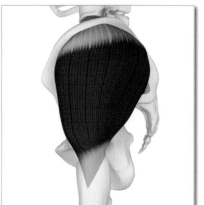

阔筋膜张肌 3

动作

阔筋膜张肌能使髋部做出弯曲、内旋及外展的动作；站立时，可支撑胫骨上方的股骨。

在侧三角背后合掌式和轮式的开放链收缩形态中，能使大腿向内转动及伸直膝盖。

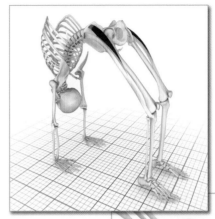

轮式（Urdhva Dhanurasana）

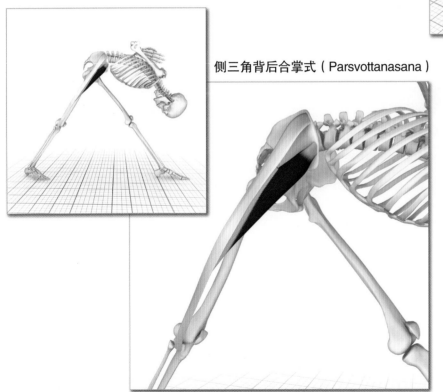

侧三角背后合掌式（Parsvottanasana）

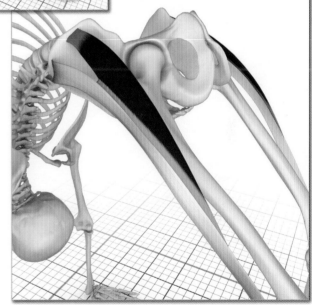

阔筋膜张肌 4

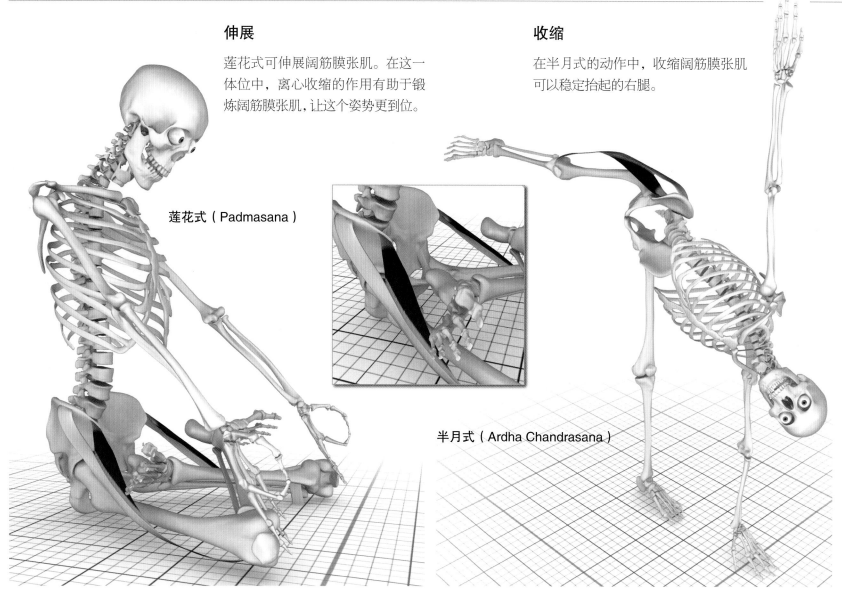

伸展

莲花式可伸展阔筋膜张肌。在这一体位中，离心收缩的作用有助于锻炼阔筋膜张肌，让这个姿势更到位。

莲花式（Padmasana）

收缩

在半月式的动作中，收缩阔筋膜张肌可以稳定抬起的右腿。

半月式（Ardha Chandrasana）

第5章 耻骨肌

耻骨肌是内收肌群中的近端肌肉，属单关节肌。耻骨肌呈扁长方形，起于骨盆带前端，止于近端股骨的内侧。

如果耻骨肌僵紧，会限制蝴蝶式等体位的深度。肌力不足时会牵制牛面式第二式的姿势；收缩耻骨肌，则可加强根部锁印（Mula Bandha）的练习。

加强训练耻骨肌，有助于掌控邻近内收肌群的短肌和长肌。

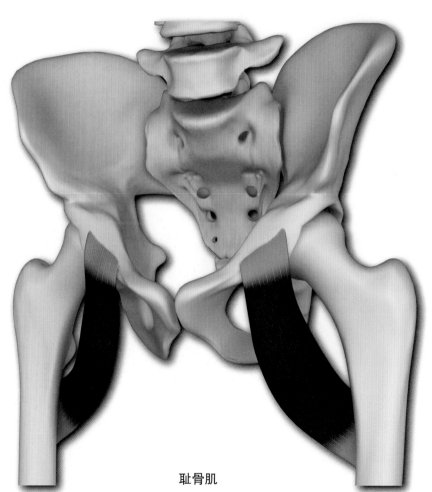

耻骨肌

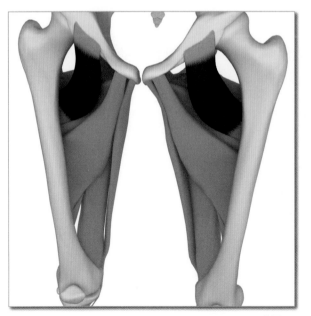

耻骨肌

耻骨肌 1

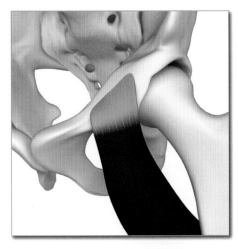

耻骨肌的起端

起始于髂耻分支上的耻骨梳，旁及耻骨联合（左图为前视图）。

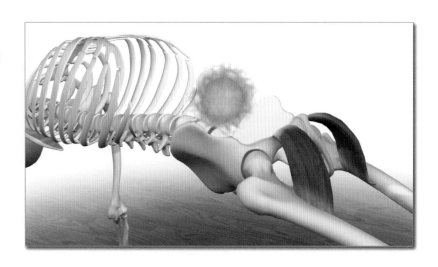

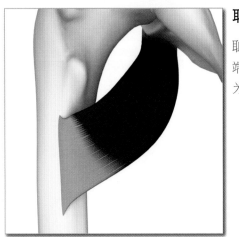

耻骨肌的止端

耻骨肌线从股骨小转子延伸至近端股骨内侧的股骨粗线[1]（左图为后视图）。

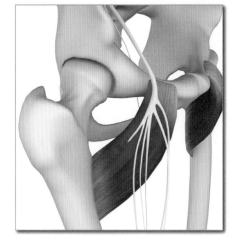

耻骨肌的神经分布与脉轮

· 股神经（第三和第四腰椎神经）、闭孔神经（第二、第三和第四腰椎神经）。

· 图中发亮部位：第二脉轮。

[1] 股骨的骨体略像空心圆柱形，前端与两侧的表面平滑，后端有一条长背脊，称为股骨粗线（Linea aspera）。

耻骨肌 2

拮抗肌

臀中肌、臀小肌、阔筋膜张肌和梨状肌。

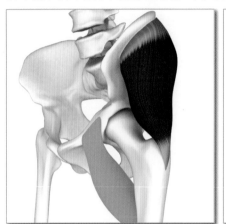 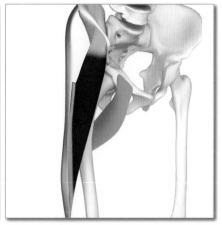 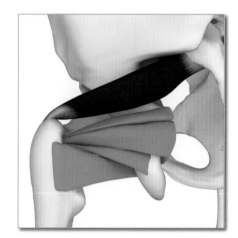

协同肌

内收肌群、髂腰肌和股方肌。

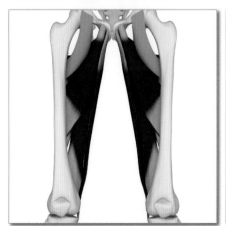 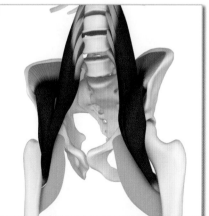 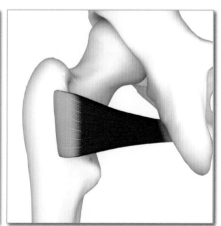

耻骨肌 3

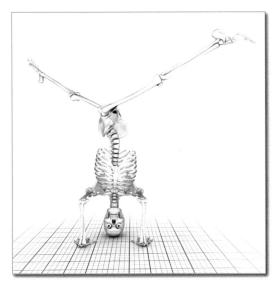

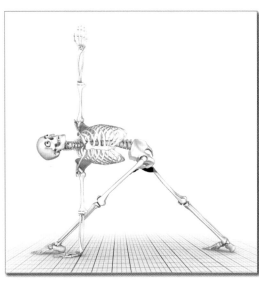

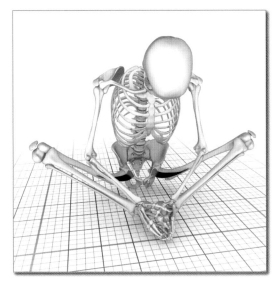

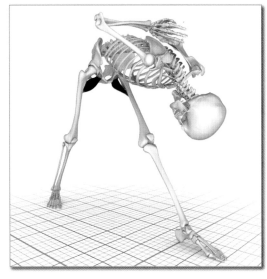

动作

· 髋部内收、弯曲及向内转动。

· 在扭转倒立式中，耻骨肌收缩，带动两侧股骨内收，协助髂腰肌的动作，并弯曲向前的髋部。而在反转三角式的体位中，也是一样的运作原理。

觉醒

· 蝴蝶式的姿势可以锻炼耻骨肌。等长收缩和离心收缩可强化此肌肉。

· 在侧三角背后合掌式中，前脚的耻骨肌做闭锁链收缩，将骨盆和身躯往前带动。

耻骨肌 4

伸展

蝴蝶式：这个直立版本的体位能够充分伸展耻骨肌。

蝴蝶式（Baddha konasana）

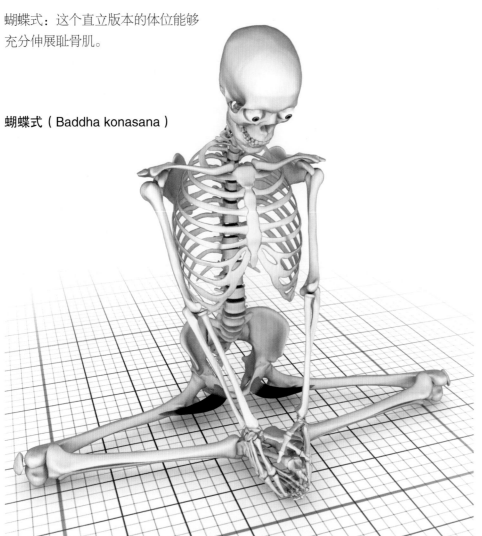

收缩

乌鸦式：练习此体位时，可以靠收缩内收肌群来稳定身体的平衡。

乌鸦式（Bakasana）

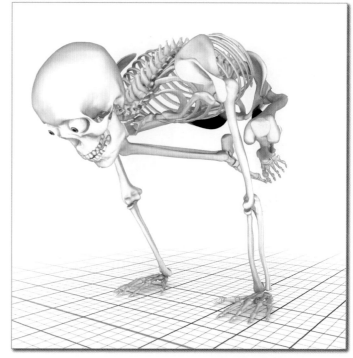

这是内收肌群中最大且位于最后方的肌束，起始于骨盆背后，沿着股骨内侧分布。在这块大而厚的肌肉下方，肌腱有一道裂缝，称为"内收肌裂孔"，这是股骨血管的通道。

内收大肌位于大腿后侧，这表示其作用就是让大腿能够内收及延展。内收大肌是臀大肌的协同肌，可以做出轮式等后弯姿势。内收大肌如果僵紧会限制前劈腿等动作，若是肌力不足则无法做好乌鸦式。内收大肌的收缩，可以强化会阴能量收束法根锁的动作。

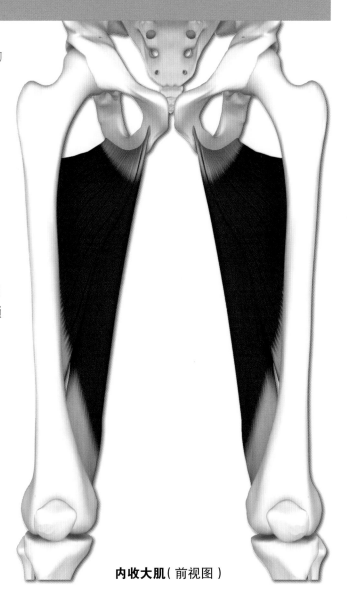

内收大肌（后视图）

内收大肌（前视图）

内收大肌 1

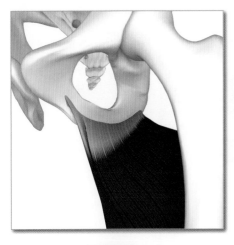

内收大肌的起端

· 坐骨耻骨支（前方剖面图）。
· 坐骨结节（后方剖面图）。

内收大肌的神经分布与脉轮

· 前肌纤维：闭孔神经（第二、第三和第四腰椎神经）。
· 后肌纤维：坐骨神经的胫骨部位（第三、第四和第五腰椎神经）。
· 图中发亮部位：上方为第一脉轮，下方为第二脉轮。

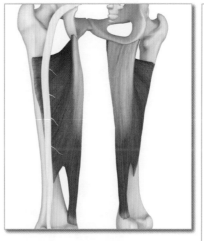

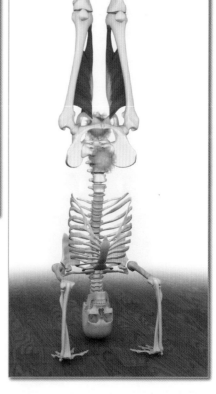

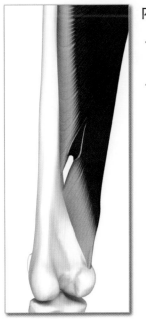

内收大肌的止端

· 股骨中段三分之一处后方的股骨
  粗线（前方剖面图）。
· 在膝关节上方，远端股骨内侧的
  内上髁（后方剖面图）。

内收大肌 2

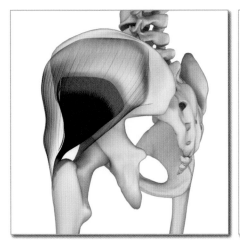

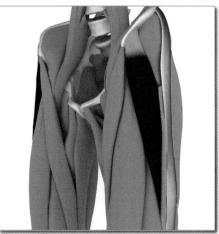

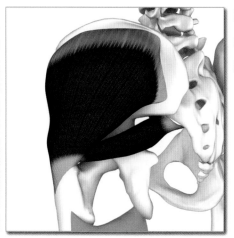

拮抗肌

臀中肌、臀小肌、阔筋膜张肌和梨状肌。

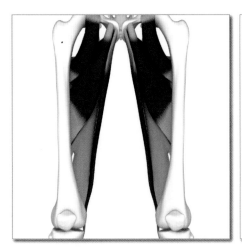

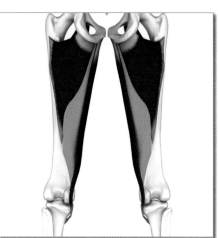

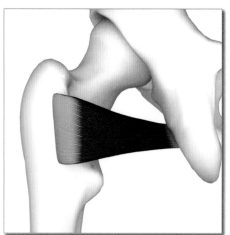

协同肌

内收肌群和股方肌。

内收大肌 3

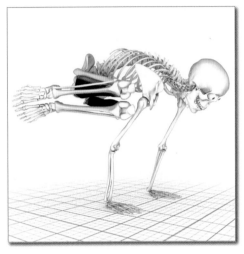

动作

· 内收髋部，后肌纤维延展并向外转动髋部。

· 在练习侧边乌鸦式的动作时，内收大肌收缩，两边大腿夹紧。

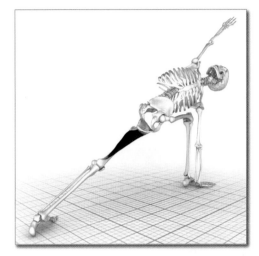

· 在扭转侧三角式中，收缩内收大肌，可帮助臀大肌延展并向外转动后脚。

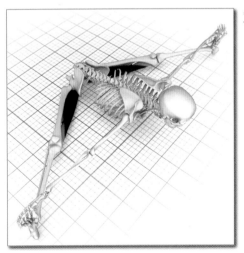

觉醒

· 在坐姿金字塔式中，利用外展和弯曲髋部，可以锻炼内收大肌。

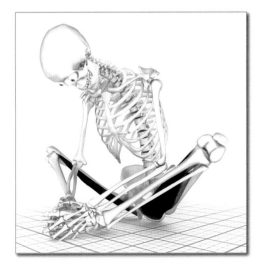

· 在蝴蝶式体位中，通过等长收缩及离心收缩的作用，能够伸展及锻炼内收大肌。

内收大肌 4

收缩

在侧边乌鸦式中，收缩内收大肌抬起
下方的双腿，可强化扭转的动作。

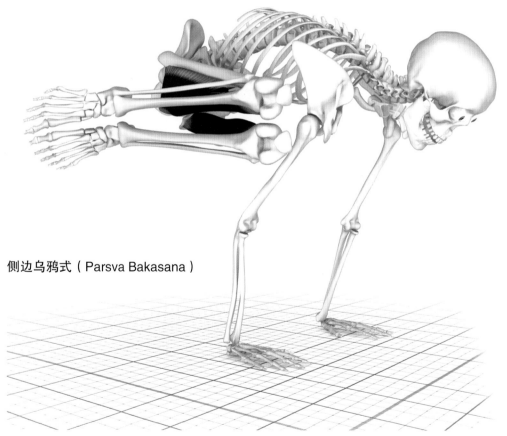

侧边乌鸦式（Parsva Bakasana）

伸展

在坐姿金字塔式中，内收大肌和全部的内收肌群都能
得到伸展（越远及越靠后的肌肉越能伸展）。

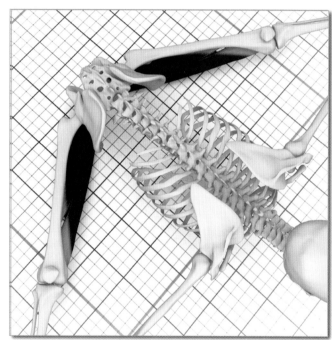

坐姿金字塔式（Upavistha Konasana）

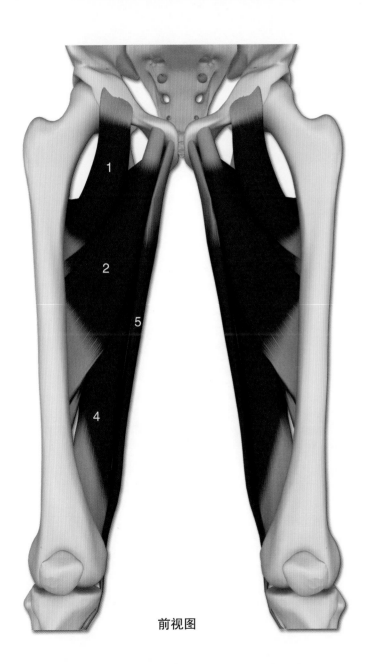

大腿肌肉群

1
耻骨肌
2
内收长肌
3
内收短肌
4
内收大肌
5
股薄肌

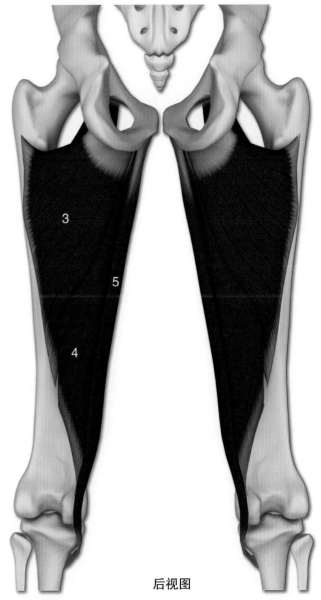

前视图

后视图

大腿肌肉群

如果内收肌群太紧绷，在做蝴蝶式和完美式等体位时，坐姿中的膝盖会悬在空中压不下来。膝盖较高，代表重心比较高；而当重心较高时，会需要更大的肌力来维持平衡。压低膝盖高度，更容易维持坐姿的体位。释放内收肌群的紧绷，有助于改善膝盖高悬的问题。

下面的动作有助于锻炼内收肌群的伸展。首先，双脚摆成蝴蝶式的姿势，利用手肘来帮助肌肉内收。以等长收缩的方式来收缩内收肌群，维持此姿势几分钟之后，再将膝盖朝两边下压。

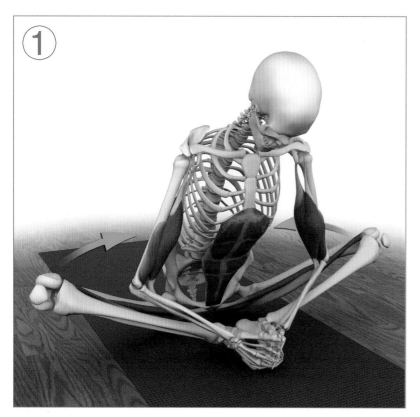 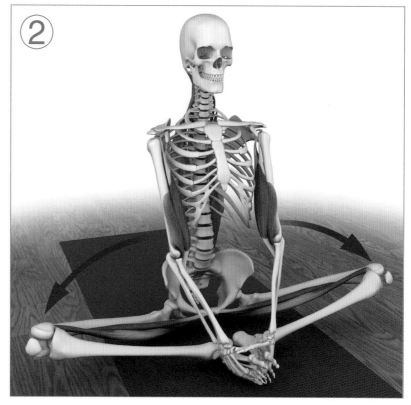

蝴蝶式（Baddha Konasana）

第**7**章 外旋肌

梨状肌

梨状肌呈三角锥状，起始于骨盆内侧的骶椎。梨状肌包覆着髂骨，止于近端股骨大转子顶端。这样的位置，让梨状肌可以产生如滑轮一般的作用，肌力因而加倍，与围着骨盆前方的髂腰肌很类似。

坐骨神经分布在梨状肌后方，当肌肉过紧或发炎时都会刺激到坐骨神经，造成腿部不适，这个现象称为"梨状肌综合征"（类似坐骨神经痛，又称为假性坐骨神经痛）。梨状肌以开放链和闭锁链的方式运作。当肌肉起点（骶椎）固定，肌肉收缩时，会让股骨向外旋转和外展；而当股骨固定，肌肉收缩时，会使骨盆向后倾斜。如果梨状肌紧绷，在某些坐姿转体和站姿转体时，会限制大腿内旋的范围。

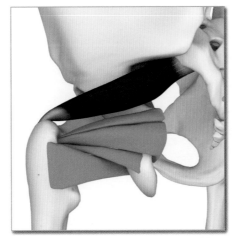

梨状肌

股方肌

这是最远端的外旋肌，位于臀部深处，呈四方形，起于坐骨结节的上方，止于近端股骨的股骨大转子。当股骨外旋时，股方肌是梨状肌的协同肌；而股方肌也是股骨的内收肌，在梨状肌外展时，会产生拮抗作用。大腿外旋时，这两束肌肉一起收缩。

股方肌僵紧时，会限制股骨某些坐姿转体及站姿转体的内旋范围。在做坐姿旋转及无需扭转的站姿体位时，收缩股方肌能够强化效果。锻炼梨状肌和股方肌，能更好地掌控髋部其他的外旋肌群（如上孖肌、下孖肌、闭孔内肌和闭孔外肌）。

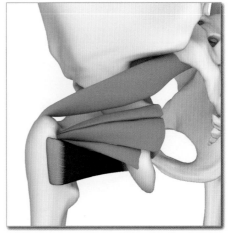

股方肌

梨状肌和股方肌 1

梨状肌的起端

位于骶椎和骶结节韧带的内侧表面。

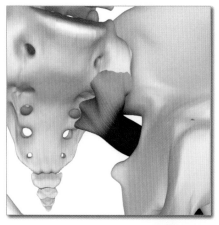

股方肌的起端

坐骨结节的侧边表面。

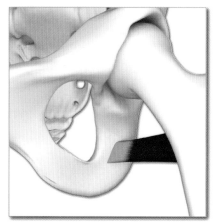

梨状肌和股方肌的神经分布与脉轮

- 梨状肌神经：第一和第二骶椎神经。
- 股方肌神经：第四和第五腰椎神经、第一骶椎神经。
- 图中发亮部位：第一脉轮。

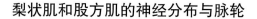

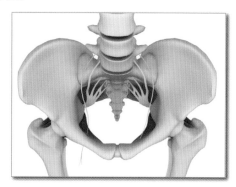

梨状肌和股方肌的止端

- 梨状肌：股骨大转子顶端。
- 股方肌：股骨后方表面，约与股骨大转子等高的位置。

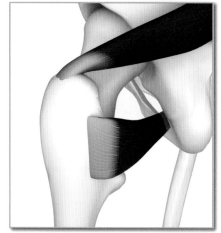

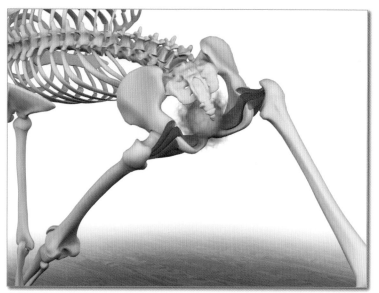

梨状肌和股方肌 2

梨状肌的拮抗肌

内收肌群和臀中肌（前肌纤维）。

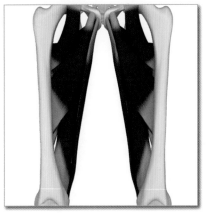 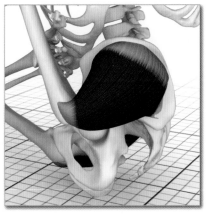

梨状肌的协同肌

臀中肌（侧肌纤维和后肌纤维）、臀小肌和阔筋膜张肌。

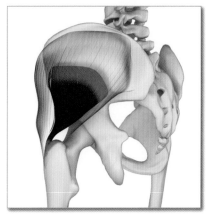 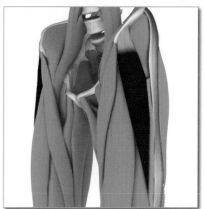

股方肌的拮抗肌

臀中肌（前肌纤维）、臀小肌和阔筋膜张肌。

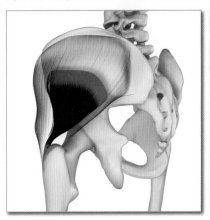 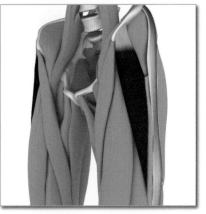

股方肌的协同肌

内收肌群。

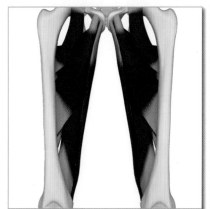 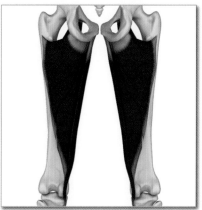

梨状肌和股方肌 3

觉醒

收缩外旋肌群可以强化蝴蝶式。

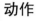

动作

- 梨状肌的功能是使髋部外旋及外展，而股方肌是使髋部外旋和内收。
- 梨状肌的闭锁链收缩作用，会让骨盆向后倾斜。
- 做莲花式瑜伽体位时，髋部的外旋姿势靠的是外旋肌群。

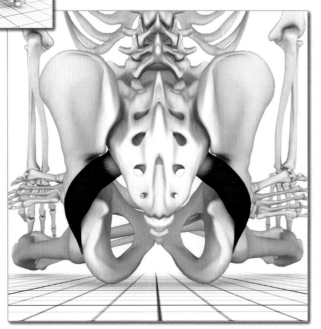

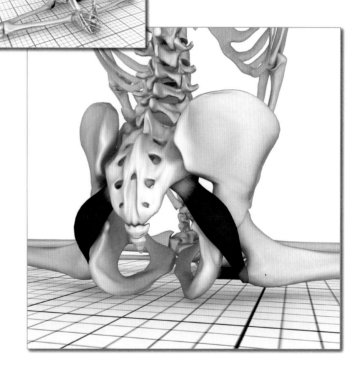

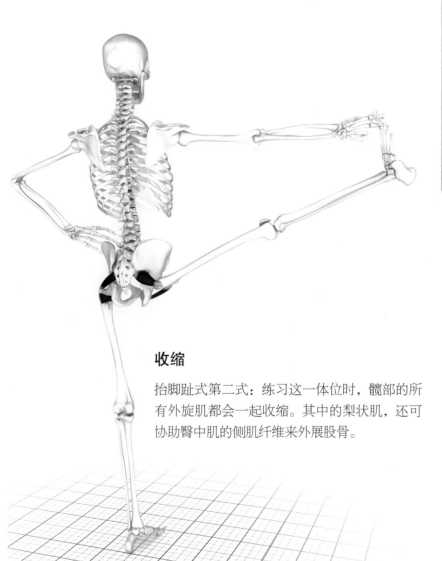

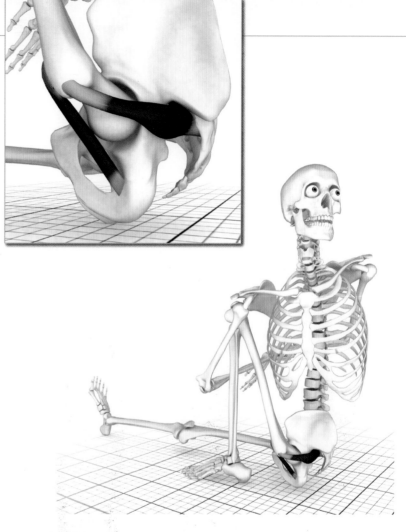

收缩

抬脚趾式第二式：练习这一体位时，髋部的所有外旋肌都会一起收缩。其中的梨状肌，还可协助臀中肌的侧肌纤维来外展股骨。

伸展

圣哲马里奇第四式：练习这个体位时，收缩髋部的内旋肌群（阔筋膜张肌、臀中肌的前肌纤维）能够伸展外旋肌群。

第 8 章 股四头肌

股四头肌是构成大腿前侧的一组肌肉。英文名
quadriceps 源自拉丁文，意为四个头，由四部
分肌肉（包括股直肌、股中间肌、股外侧肌和
股内侧肌）形成股四头肌的肌腱，止端位于髌
骨。下方的髌腱（即髌骨韧带）延续股四头肌
的功能，止于近端胫骨的前方。髌骨呈倒三角
形，是包在肌腱内的种子骨，在膝盖伸直、股
四头肌收缩时，其作用有如杠杆的支点，可加
大下肢曲伸的动力。

股直肌是股四头肌中最独立的一块肌肉，它是
唯一起自髂前下棘、骨盆前方的肌肉，一直连
结到大腿前方，覆盖股中间肌，和其他的股四
头肌融合后，止于髌骨位置。股直肌属多关节
肌，收缩时能产生力量，做出弯曲髋部和伸展
膝盖的动作。股四头肌的其他三股肌肉都属于
单关节肌，只能伸展膝盖。

股四头肌是练习瑜伽时经常用到的重要肌肉，
在坐姿或站姿中，收缩股四头肌可以直接伸展
腘旁肌；在后弯动作中也能拉直膝盖、挺起身躯。

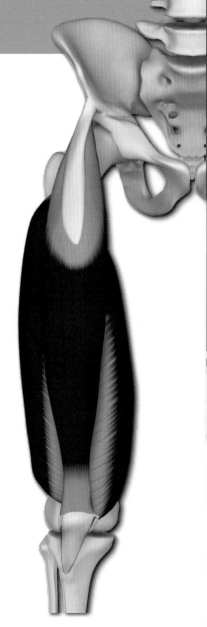

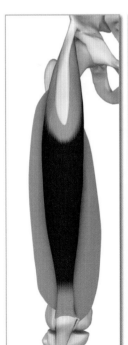 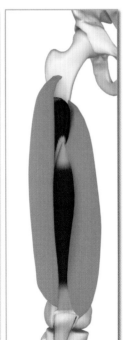 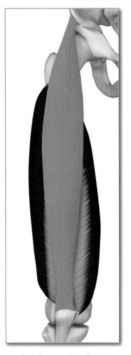

股直肌　　　　　股中间肌　股内侧肌，股外侧肌

股四头肌 1

股四头肌的起端

股内侧肌
接近股骨前方三分之二处。

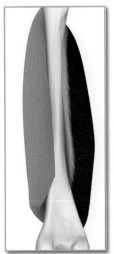

股中间肌
近端股骨外侧，在股骨大转子处（从股外侧肌透视）。

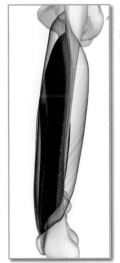

股直肌
起始于髂前下棘。

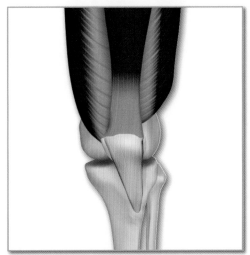

股外侧肌
近端股骨外侧，附着在股骨大转子根部上面。

股四头肌的止端
股四头肌肌腱终止于髌骨前上方（经由髌腱连接到近端胫骨）。

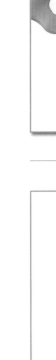

股四头肌 2

股四头肌的神经分布与脉轮

· 股骨神经：第二、第三和第四腰椎神经。

· 图中发亮部位：第二脉轮。

协同肌

髂腰肌和阔筋膜张肌。

拮抗肌

腘旁肌、腓肠肌、缝匠肌和股薄肌。

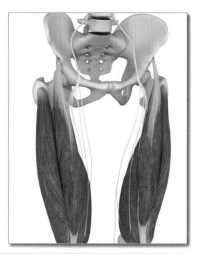

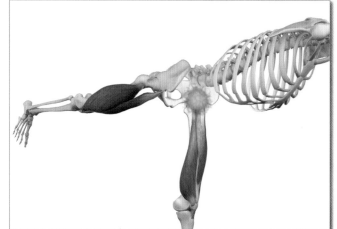

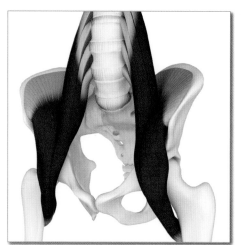

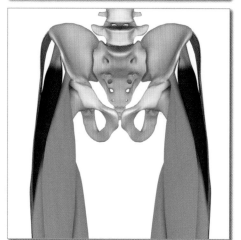

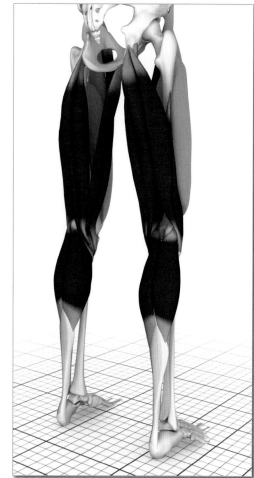

股四头肌 3

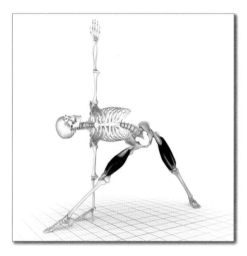

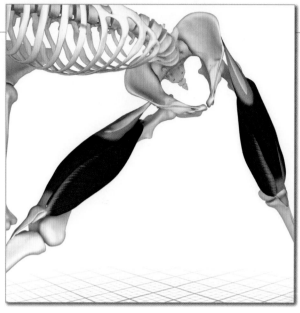

动作

· 伸展膝关节。

· 股直肌也能弯曲髋部。

· 在三角式的体位中，通过收缩股四
  头肌，可延展膝盖和弯曲髋部（股
  直肌）。

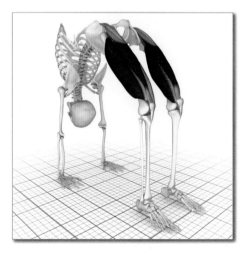

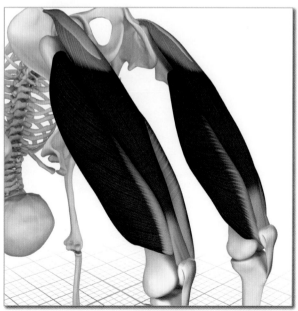

锻炼

在轮式体位中，通过股外侧肌、股内
侧肌和股中间肌的收缩来拉直膝盖；
而股直肌则做伸展及离心收缩。

股四头肌 4

收缩

站立前弯式：在这个前弯动作中，股四头肌收缩，提起髌骨并拉直膝关节，伸展拮抗肌（即腘旁肌）。

伸展

单跪伸展式：弯曲膝盖会伸展到股外侧肌、股内侧肌和股中间肌；而髋部弯曲时，股直肌会放松。拉直那只脚的股四头肌收缩，会伸展对应的腘旁肌。

站立前弯式（Uttanasana）

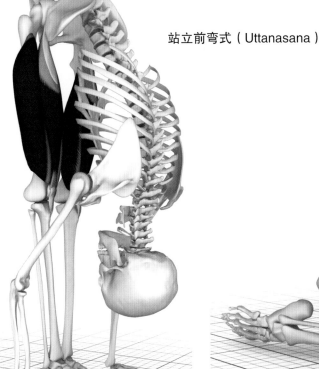

单跪伸展式（Trianga Mukhaikapada Paschimottanasana）

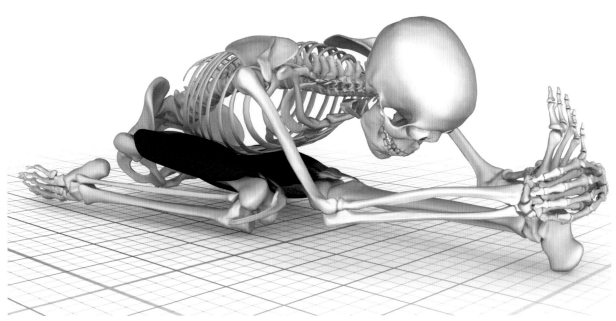

膝关节的生物力学

收缩股四头肌可以将髌骨往上提，避免前股骨陷入股骨髁之间的凹槽。当髌骨正确对合滑入髁间沟时，站立的脚就能保持稳定。如此一来，髌骨就可扮演好膝盖延伸时的支点。

膝盖的屈肌会抵消股四头肌延展时所产生的力量。本页图示说明膝屈肌和膝伸肌如何利用彼此对抗的作用，来稳定膝关节。

在站立的体位中，要尽量避免膝关节过度伸展或死锁，这会导致腘旁肌过度伸展，并对膝关节软骨施加有害的压力。

收缩膝屈肌有助于避免膝盖过度伸展，例如在下压脚掌时收缩腓肠肌，可以维持膝盖的稳定。

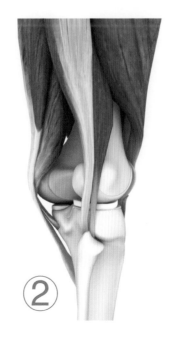

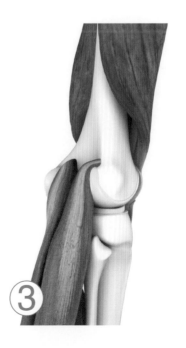

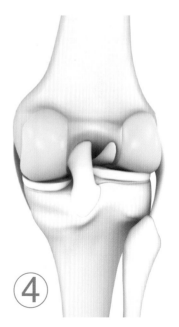

第9章 缝匠肌

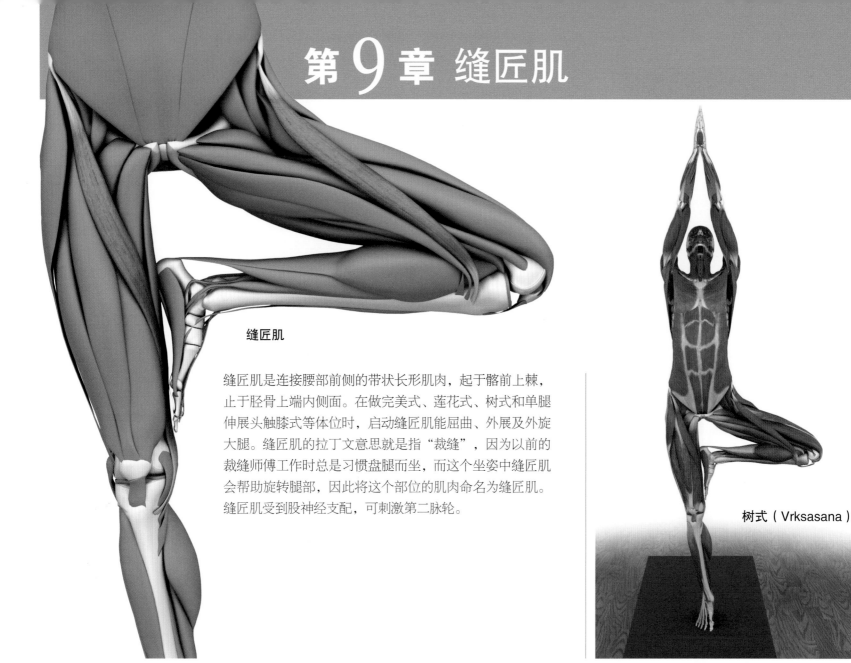

缝匠肌

缝匠肌是连接腰部前侧的带状长形肌肉，起于髂前上棘，止于胫骨上端内侧面。在做完美式、莲花式、树式和单腿伸展头触膝式等体位时，启动缝匠肌能屈曲、外展及外旋大腿。缝匠肌的拉丁文意思就是指"裁缝"，因为以前的裁缝师傅工作时总是习惯盘腿而坐，而这个坐姿中缝匠肌会帮助旋转腿部，因此将这个部位的肌肉命名为缝匠肌。缝匠肌受到股神经支配，可刺激第二脉轮。

树式（Vrksasana）

第10章 膕旁肌群

股二头肌

股二头肌是梭形肌，有长短两个头，长头起于坐骨结节，短头起于股骨后方。长短两头融合成单一肌腱，止于膝盖外侧的腓骨；可以在这一部位摸到像绳索般的肌肉，就是股二头肌。

股二头肌可以屈曲原本伸直的膝关节，并在屈膝状态下向外旋转小腿。旋转的动作可以用来强化扭转的体位，例如圣哲马里奇第三式。当股二头肌过于紧绷僵硬时，会限制前弯及站姿等动作，尤其是需要腿部向内转动的体位。

半膜肌

大腿后部的内侧肌肉就是由半腱肌和半膜肌所组成的，半腱肌是梭形肌（两头逐渐变细），到了尾端后变成细长；而半膜肌的中间较扁宽。两者的起端都在坐骨结节，而止端也都位于胫骨近端，但位置不同：半膜肌止于胫骨后方的内侧，而半腱肌则是止于胫骨前方的内侧。半腱肌、缝匠肌和股薄肌的止端都位于胫骨前端，形成像鹅掌一样的扁平状肌腱，因此称为"鹅足肌腱"。

半膜肌和半腱肌可以屈曲原本伸直的膝关节，并在曲膝状态下使小腿内旋。这样的旋转能加强坐姿扭转，但和股二头肌的方向相反。收缩半膜肌和半腱肌，可以帮助臀部大腿的臀大肌做延展，例如勇士式第三式。如果半膜肌和半腱肌太僵紧，会限制前弯和站姿的某些体位，尤其是有腿部外旋动作的姿势。

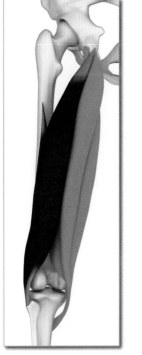

股二头肌

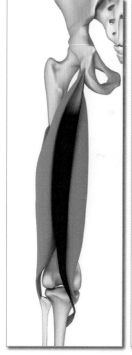

半腱肌

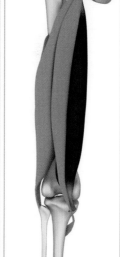

半膜肌

腘旁肌群 1

股二头肌的起端

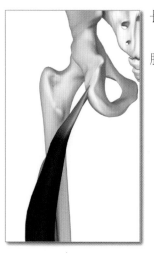

长头：起于坐骨结节（长头的起端和半腱肌的起端一样）。

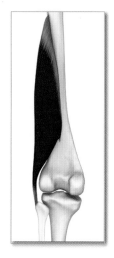

短头：起于后股骨粗线外侧的上三分之二处。

半膜肌与半腱肌的起端

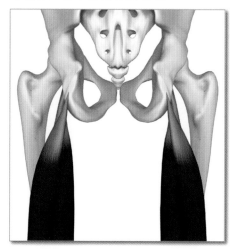

起于坐骨结节(半腱肌的起端和股二头肌长头的起端相同）。

股二头肌的止端

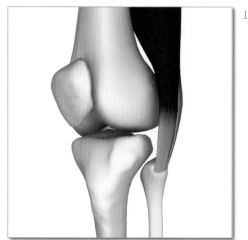

止于腓骨顶端。

半膜肌与半腱肌的止端

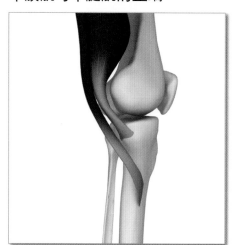

· 半膜肌：止于近端胫骨的后内侧表面。部分肌纤维结合形成斜韧带，附着在半月板的后方内侧。

· 半腱肌：止于近端胫骨的前内侧表面；半腱肌是鹅足肌腱的组成部分。

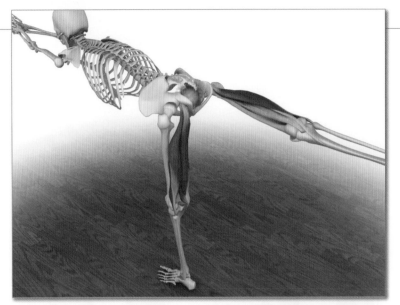

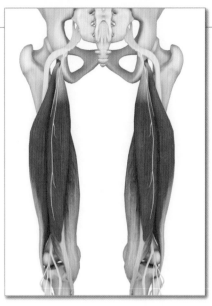

腘旁肌群的神经分布与脉轮

· 股二头肌：长头由坐骨神经的胫骨部分支配（第一和第二骶椎神经）；短头由坐骨神经的腓骨部分支配（第五腰椎神经、第一和第二骶椎神经）。

· 半膜肌、半腱肌：由胫骨神经支配（第五腰椎神经和第一骶椎神经）。

· 图中发亮部位：第一脉轮。

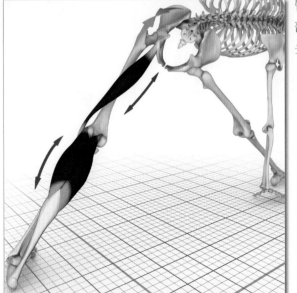

臀大肌（图中绿色箭头处）能延展髋部和膝关节，以及拉直股二头肌的长头和腓肠肌。

腘旁肌群 2

拮抗肌

股四头肌和髂腰肌。

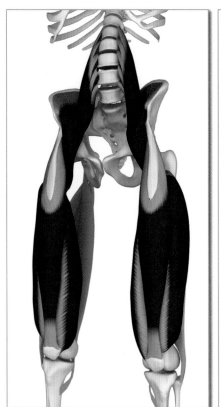

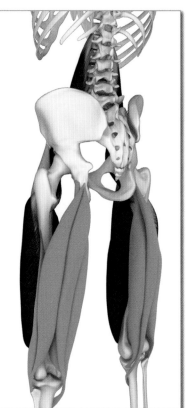

前视图   后视图

协同肌

臀大肌、缝匠肌、股薄肌和腓肠肌。

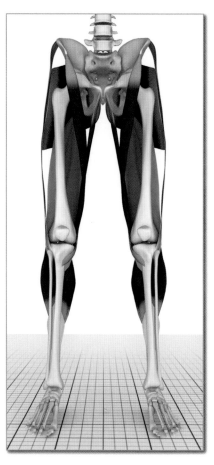

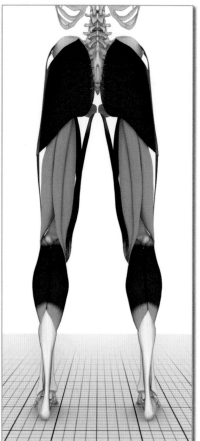

腘旁肌群 3

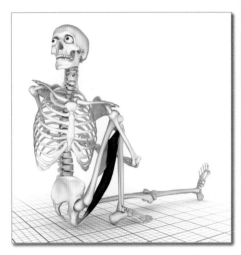

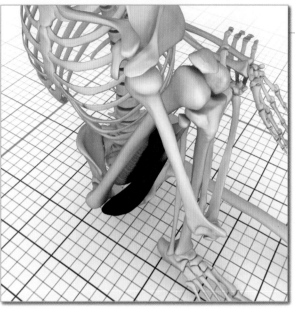

动作 1

· 屈曲膝关节及延展髋部（长头）。在曲膝状态下，外旋胫骨。

· 在圣哲马里奇第三式中，股二头肌收缩，屈曲膝关节胫骨外旋，这一外旋动作显示髋部正在向内转动，可强化躯干的旋转。

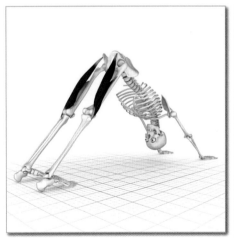

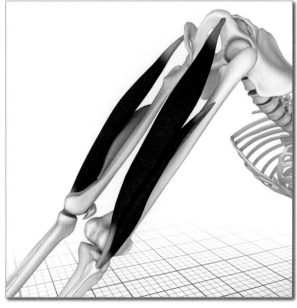

觉醒 1

下犬式体位的伸展，可用以锻炼股二头肌。

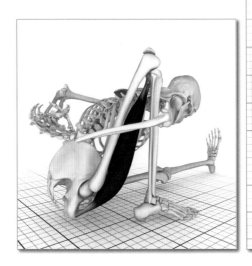

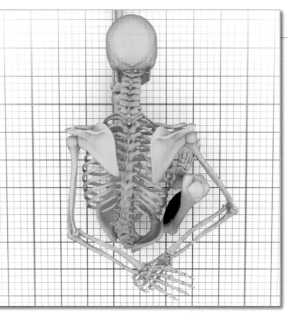

动作 2

- 屈膝及伸展髋部。在屈膝状态下，胫骨向内转动。
- 在圣哲马里奇第一式中，半膜肌和半腱肌收缩，在弯曲膝关节时向内转动胫骨。这一内旋动作显示髋部正在向外转动，可强化身躯的扭转。

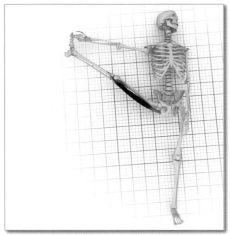

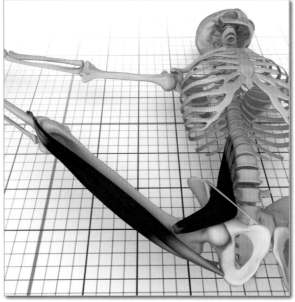

觉醒 2

在平躺提腿式第二式的体位中，可以充分伸展及锻炼半膜肌和半腱肌。

腘旁肌群 4

收缩

髂腰肌弓步：收缩前腿的腘旁肌，带动身体向前，让髂腰肌在前倾的姿势中加强伸展的动作。

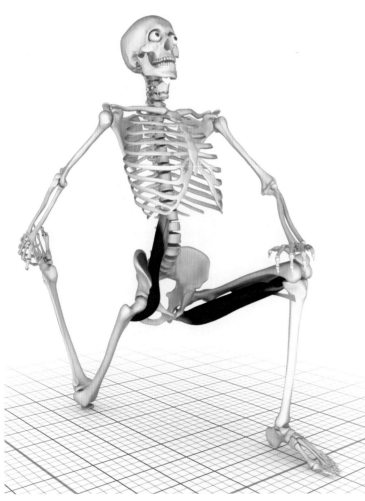

伸展

鹭式：这个体位能够伸展全部腘旁肌群。收缩弯脚这一侧的髂腰肌，让骨盆往前倾，将腘旁肌群的起端拉向远离止端的方向。这一姿势可强化腘旁肌群的伸展。

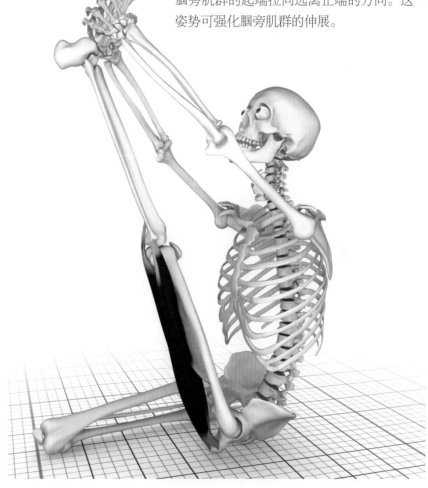

腘旁肌群 5

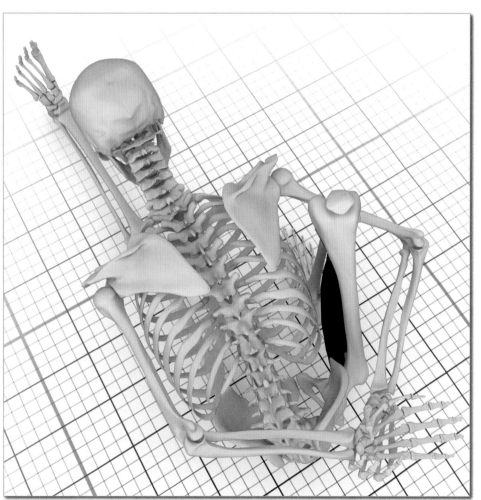

圣哲马里奇第一式（Marichyasana Ⅰ）

这个坐姿扭转体位以印度大圣哲马里奇（Maha Rishi）之名命名，可以压缩和伸展体内器官，让血液流回血管中。血管中的单向瓣膜，可将血液引流回心脏。

这个扭转体位需要所有参与的肌肉一起转动，包括旋转肌群、髋部的外旋肌和腘旁肌群。

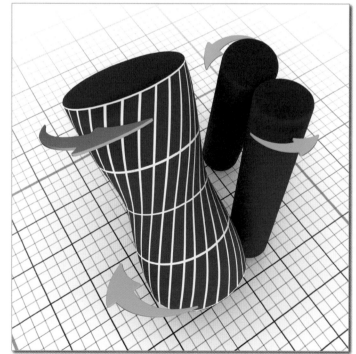

圣哲马里奇第三式（Marichyasana Ⅲ）

扭转体位能够锻炼躯干的肌肉群，刺激皮肤、肌筋膜层及肌肉感觉神经的传导。如下图所示，脉轮的微妙能量通过位于脊椎里面的中脉（Sushumna Nadi，可视作脊髓）往上传送。

在圣哲马里奇第一式中，收缩的是半膜肌和半腱肌；而在圣哲马里奇第三式中，收缩的是股二头肌。

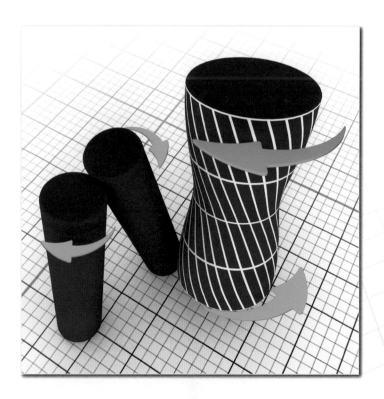

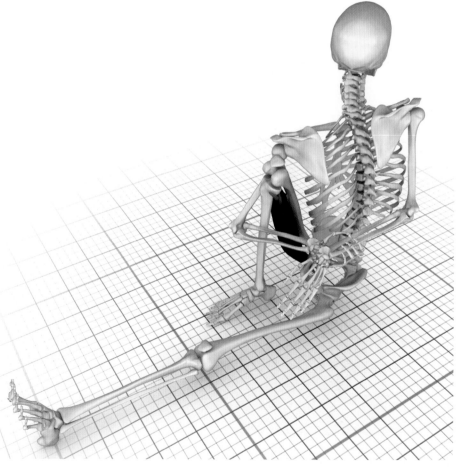

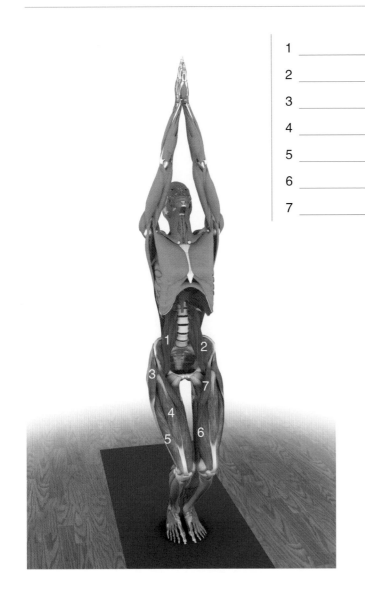

1 _____
2 _____
3 _____
4 _____
5 _____
6 _____
7 _____

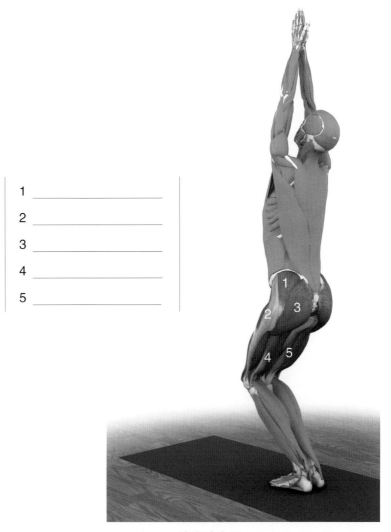

1 _____
2 _____
3 _____
4 _____
5 _____

答案请参见 www.BandhaYoga.com

Part

2 | 躯干

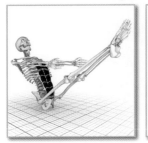 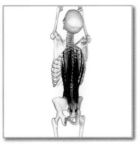 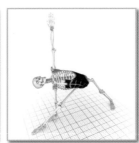 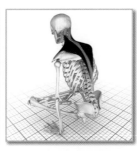 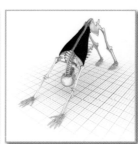 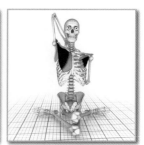

躯干肌肉

1 胸大肌

2 腹外斜肌

3 腹直肌

4 胸小肌

5 肋间肌

6 腹内斜肌

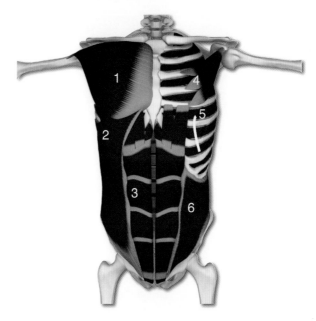

躯干肌肉

以下从左到右的四张图解，显示的是从深层到浅层的背部肌肉。

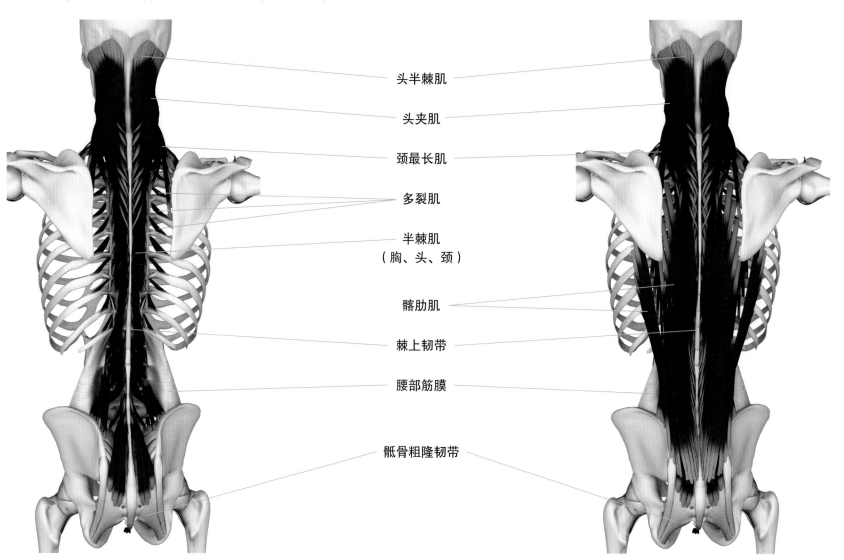

头半棘肌

头夹肌

颈最长肌

多裂肌

半棘肌
（胸、头、颈）

髂肋肌

棘上韧带

腰部筋膜

骶骨粗隆韧带

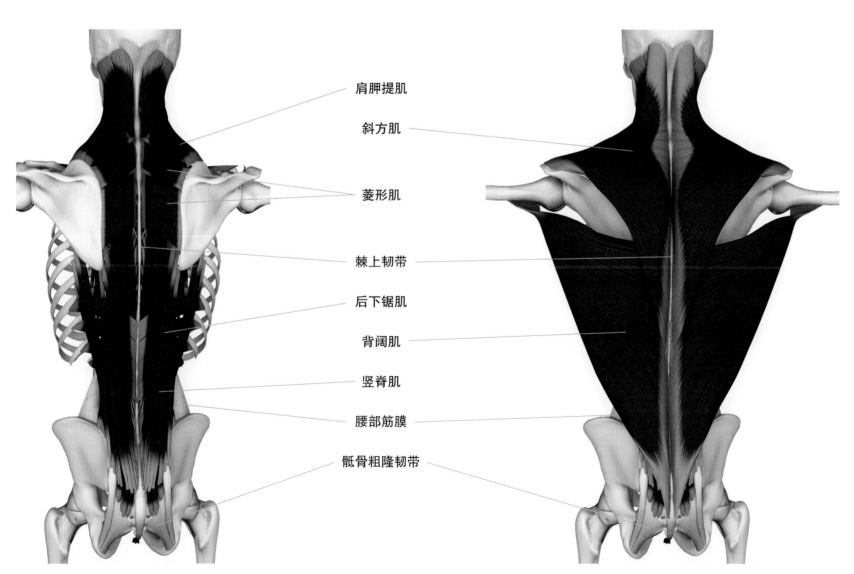

肩胛提肌

斜方肌

菱形肌

棘上韧带

后下锯肌

背阔肌

竖脊肌

腰部筋膜

骶骨粗隆韧带

躯干动作

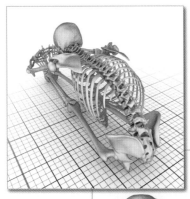

屈曲

坐姿前弯式（Paschimottanasana）

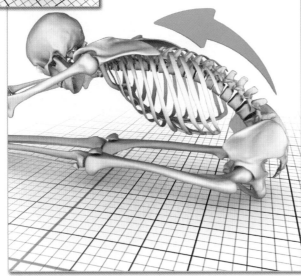

伸展

轮式（Urdhva Dhanurasana）

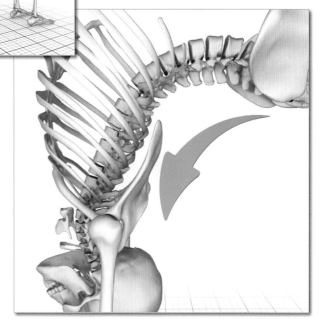

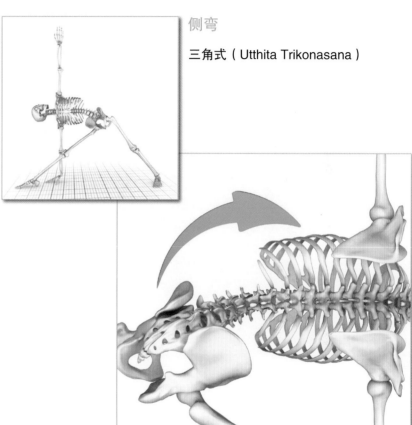

侧弯

三角式（Utthita Trikonasana）

转动

反转三角式（Parivrtta Trikonasana）

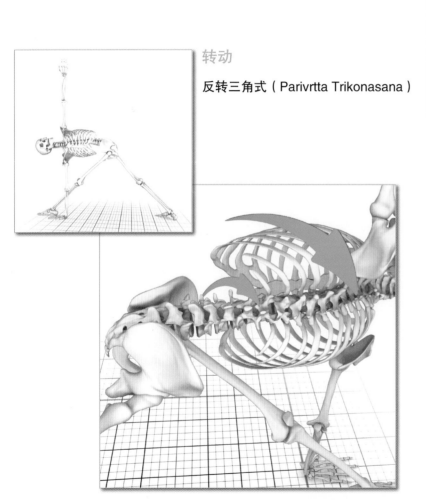

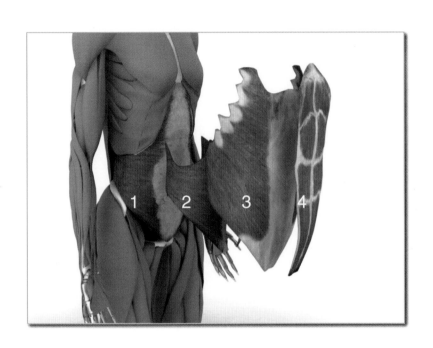

腹部肌肉

1 腹横肌

2 腹内斜肌

3 腹外斜肌

4 腹直肌

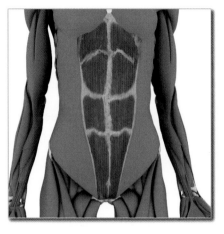

腹直肌

腹直肌是长扁形的肌肉，由水平的纤维带分成四块腹肌，看起来很像"洗衣板"。这束肌肉起始于耻骨联合及耻骨，终止于胸骨下方的剑突，并横向延伸至第五、第六和第七肋骨的软骨。

收缩腹直肌，躯干会向前弯曲，如果腹直肌的止端固定不动，可以使骨盆向上提升。我们可以通过瑜伽体位的站立前弯式和莲花支撑式来了解腹直肌的作用。如果腹直肌太过僵紧，会限制身体的后弯姿势，例如瑜伽体位的轮式和前拉式的动作。

收缩腹直肌还会压缩腹腔，产生"气囊"效应，可以防止腰椎过度伸展，在腰椎延展（例如后弯体位）时提供保护。

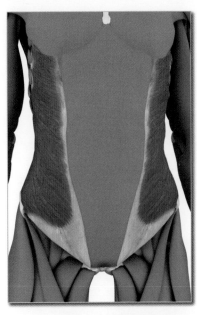

腹外斜肌

腹外斜肌是扁阔形的肌肉，肌纤维与对面的腹内斜肌相连结。腹外斜肌比腹内斜肌体积大，覆盖在腹内斜肌上方。它的前肌纤维在较上方，起始于肋骨前方，向前并向下斜着走，终止于白线[①]。腹外斜肌的横向纤维位于较后方，起始于肋骨后面，同样向下向前斜走，最后终止于骨盆前方。

腹外斜肌收缩时，能够带动肩膀往前，这个动作需要对侧的腹内斜肌一起收缩，可强化扭转的姿势。如果腹外斜肌太过僵紧，会限制动作延展的范围。腹外斜肌的收缩会压缩腹腔，形成"气囊"效应，保护腰椎。

[①] 人体腹部两侧肌肉和纤维层在肚子中央会合，形成一道垂直且强韧的带状组织，从胸骨下缘一直延伸到耻骨上缘，即为白线（linea alba）。

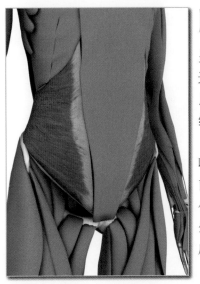

腹内斜肌

呈薄片状的腹内斜肌位于躯干侧边。它的肌纤维走向与腹外斜肌相反，从髂骨嵴出发向上向前斜走，终止于下方的肋骨和白线。

收缩腹内斜肌会带动对侧肩膀往前，使躯干侧弯。这个动作可以强化反转三角式的扭转姿势。就像腹外斜肌一样，收缩腹内斜肌也会形成"气囊"效应。

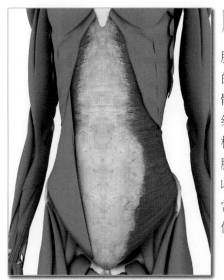

腹横肌

腹横肌是最深层的腹部肌肉。它的肌纤维以水平方向分布，起于髂骨嵴、腹股沟韧带及胸腰筋膜，终止于较低位的肋软骨。收缩腹横肌会压缩腹腔，强健腹腔内的脏器。这块肌肉对收缩上腹部的收腹收束法及经脉都很重要。经常练习船式（Navasana）的瑜伽体位，可以锻炼及强化腹横肌。

腹部肌肉 1

腹直肌的起端

耻骨联合及耻骨。

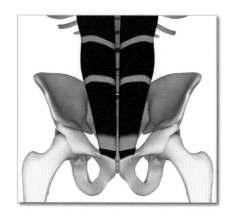

腹内斜肌起端

腹股沟韧带外侧三分之一下缘处、肠骨嵴(髂骨嵴)、胸腰筋膜及腹部白线。

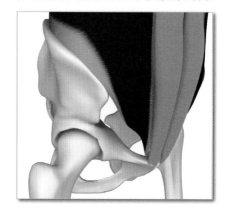

腹外斜肌起端

第五到第十二根肋骨，以及背阔肌的下方部位。

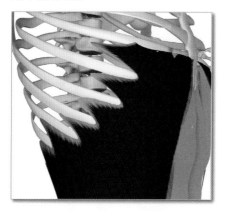

腹直肌的止端

剑突及第五、第六和第七肋软骨。

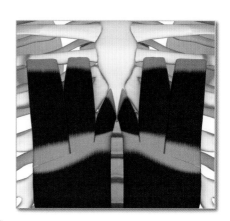

腹内斜肌止端

腹部白线及第九到第十二根肋骨。

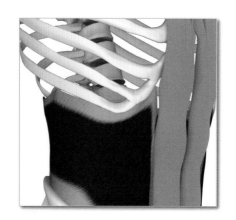

腹外斜肌止端

腹部白线、腹股沟韧带及肠骨嵴(髂骨嵴)前方一半处。

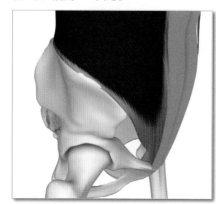

腹部肌肉的神经分布与脉轮

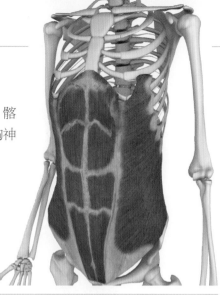

- 肋间神经（第七到第十二胸神经）、髂腹下神经和髂腹股沟神经（第十二胸神经和第一腰椎神经）。
- 图中发亮部位：第三脉轮。

腹横肌的起端与止端

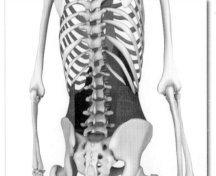

- **起端：**髂骨嵴、腹股沟韧带和胸腰筋膜。
- **止端：**肋软骨下方。

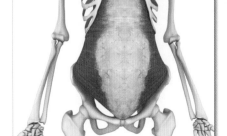

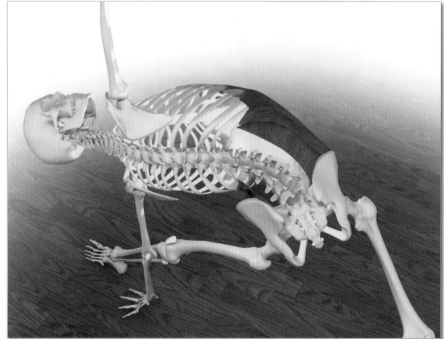

腹部肌肉 2

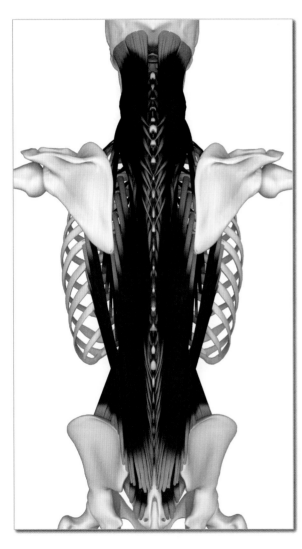

腹肌的拮抗肌

竖脊肌和腰方肌。

斜肌的拮抗肌

同侧肌肉是旋转拮抗肌。

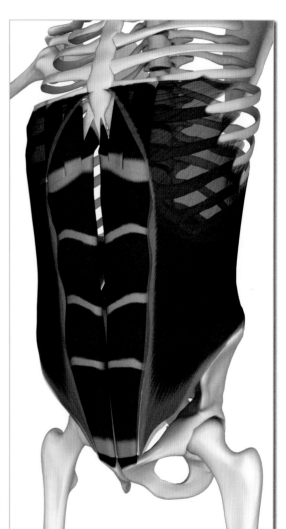

腹肌的协同肌

彼此协同（在腹部收缩时）。

斜肌的协同肌

对侧肌肉是旋转协同肌，可以协助
彼此的运作，转动身体。

腹部肌肉 3

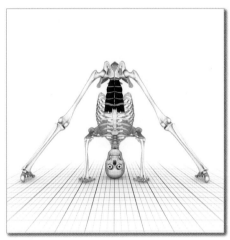

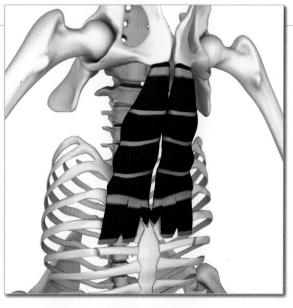

动作

· 屈曲躯干、收缩腹部。

· 收缩腹直肌可以带动躯干往前，以及强化分腿前弯式体位。收缩髂腰肌和股四头肌，也能强化这个动作。

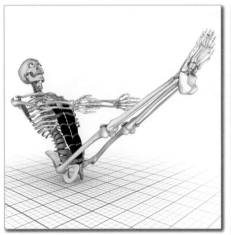

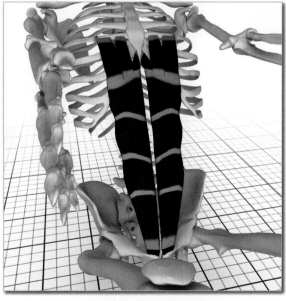

觉醒

船式可以唤醒腹直肌。

腹部肌肉 4

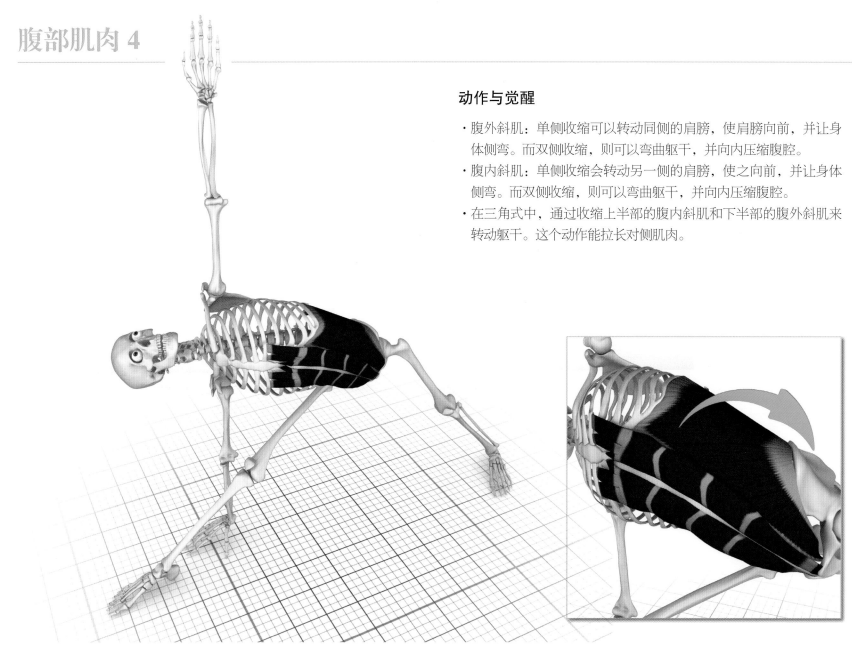

动作与觉醒

- 腹外斜肌：单侧收缩可以转动同侧的肩膀，使肩膀向前，并让身体侧弯。而双侧收缩，则可以弯曲躯干，向内压缩腹腔。
- 腹内斜肌：单侧收缩会转动另一侧的肩膀，使之向前，并让身体侧弯。而双侧收缩，则可以弯曲躯干，并向内压缩腹腔。
- 在三角式中，通过收缩上半部的腹内斜肌和下半部的腹外斜肌来转动躯干。这个动作能拉长对侧肌肉。

"气囊"效应

收缩腹部肌肉可以压缩腹部脏器，提供给腰椎周围的肌肉额外的支撑力量。在提重物或憋气用力[2]时，就会产生这种调节机制。这个原理也可以运用在瑜伽练习上，只需要轻轻收缩腹肌就能有所获益。

在后弯姿势的瑜伽体位中，稍微收缩腹肌就可防止腰椎被过度伸展，而且能够强健腹肌（通过离心收缩的方式）。收缩腹肌可以活化"收腹收束法"（太阳神经丛的部位）。下图中的发亮部位是第三脉轮。

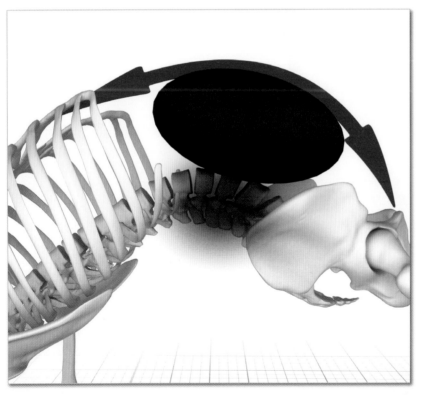

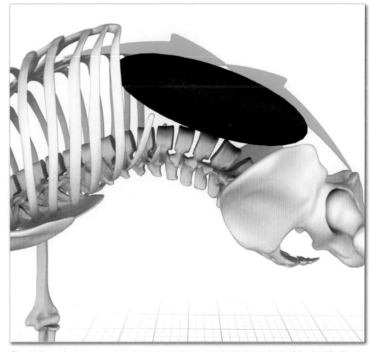

② 憋气用力（Valsalva）又译为努责现象，通过强制性闭气和憋气来增加腹压。一般搭乘飞机时会通过闭口、捏鼻、鼓气等一连串动作来消除耳鸣。

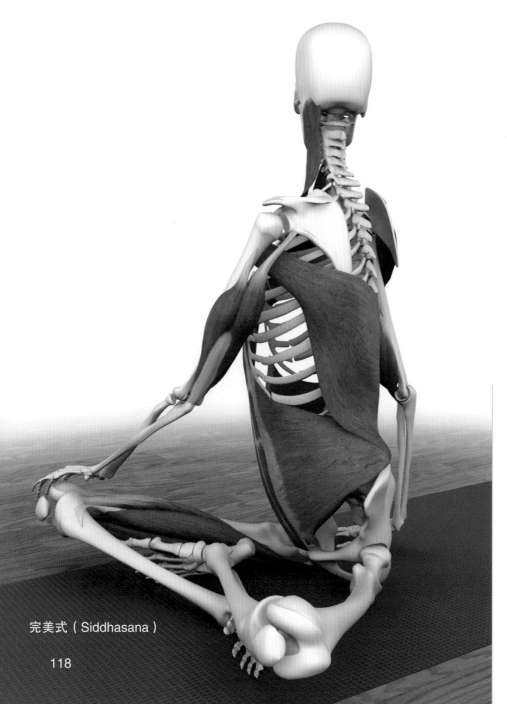

完美式（Siddhasana）

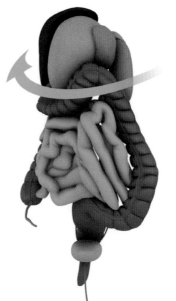

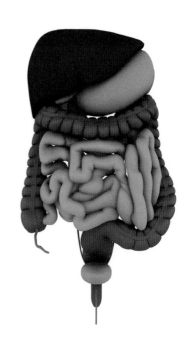

扭转与排毒

旋转的姿势可以产生"拧转"腹腔脏器的效果，借以排除肝脏和其他器官的毒素，将血液和淋巴液导入较大的血管支脉，将脏器的毒素排出体外。

在扭转的姿势中，腹肌扮演了最重要的角色。身体扭转时需要腹部肌肉与其协同肌一起运作。以完美式的扭转为例，胸锁乳突肌、背阔肌和肱三头肌都能协助肱二头肌和另一侧的腘旁肌，来强化扭转的姿势。

协同作用

结合不同的肌肉动作，可以在瑜伽姿势中建立起协同作用。协同肌的收缩可以延展拮抗肌。

下面两张图是分腿前弯式，可以看到在收缩腹直肌、髂腰肌、股四头肌、三角肌时，能够伸展竖脊肌、腘旁肌和腓肠肌。

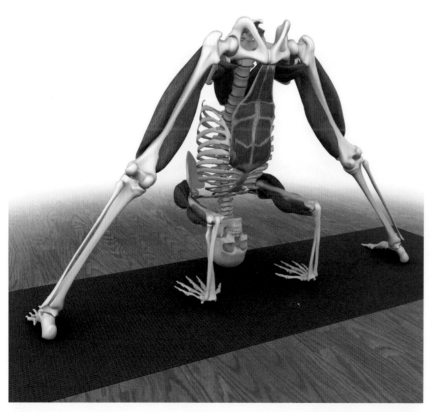

分腿前弯式的协同肌

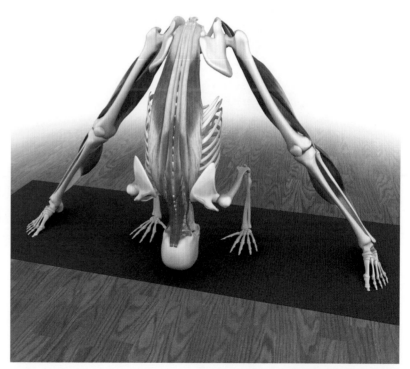

分腿前弯式的拮抗肌

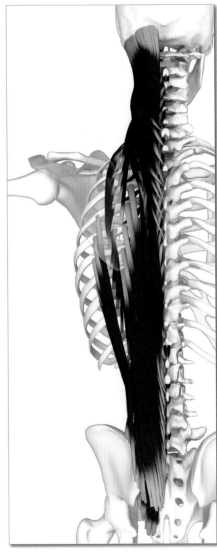

竖脊肌

这个肌肉群由与脊柱平行的髂肋肌、最长肌及棘肌三组肌肉组成。棘肌沿着一个一个的棘突分布，从背部中心往上走；最长肌从髂骨、横突一直延伸到肋骨；髂肋肌位于最外侧，连结每一根肋骨。在哈达瑜伽的山式体位中，收缩这些肌肉，能够拉直脊椎；而在三角式中，收缩外侧的最长肌和髂肋肌能使身体朝侧面弯曲。而收缩任意一侧的竖脊肌，则可以在扭转体位中产生旋转的作用。

站立前弯式和龟式的前弯体位，可以伸展这些肌肉群。当肌肉拉伸到最大长度时，借由拉动髂骨后侧，可以使骨盆往前倾。这个前倾动作，会拉动坐骨结节往上，并伸展腘旁肌。而像轮式的后弯体位，则可让这些肌肉得到伸展。

腰方肌

方形的腰方肌位于竖脊肌深处，共有五个头，其肌肉起端都是从髂骨后方开始，再分成四个部分，止端位于腰椎横突处及第十二节肋骨的后方。在三角式中，收缩腰方肌，可让身体向一侧弯曲。练习轮式时，同时收缩两侧的腰方肌，可以延展腰椎。

当骨盆屈曲时，收缩腰方肌可让胸腔往下移动，这个动作可在深呼吸练习时运用。

包覆腰椎的腰方肌和腰大肌，能稳定腰椎的平衡。收缩腰方肌、腰大肌和腹直肌，可以在后弯体位中保护腰椎。

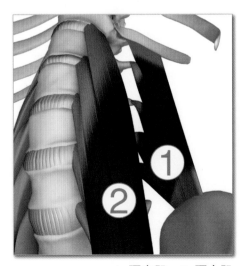

1. 腰方肌　2. 腰大肌

背部肌肉 1

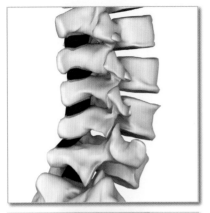

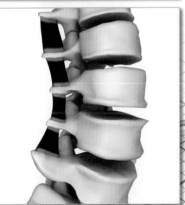

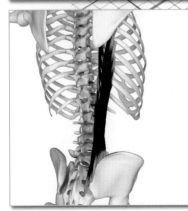

起端

- 棘间肌（红色）：脊椎骨上的棘突。
- 横突间肌（绿色）：脊椎骨上的横突。
- 髂肋肌（蓝色）：骶骨和肋骨。

止端

- 棘间肌（红色）：上方脊椎骨的棘突。
- 横突间肌（绿色）：上方脊椎骨的横突。
- 髂肋肌（蓝色）：上方肋骨。

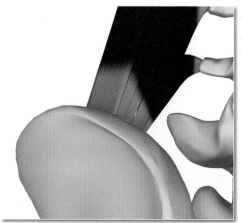

腰方肌的起端

髂骨嵴内侧。

背部肌肉的神经分布与脉轮

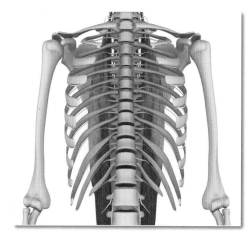

· 下胸椎神经和上腰椎神经。

· 图中发亮部位：第三和第四脉轮。

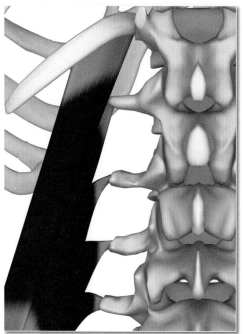

腰方肌的止端

第十二节肋骨的下缘及第一到第四腰椎的横突。

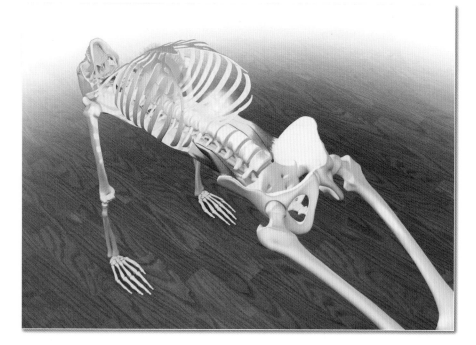

背部肌肉 2

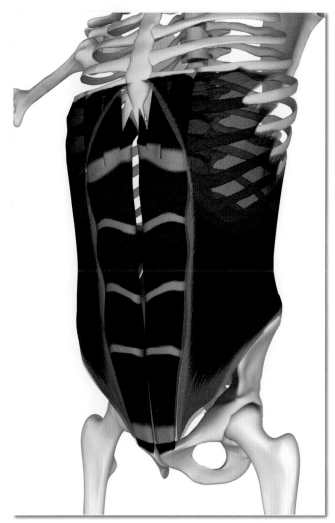

拮抗肌

腹肌。

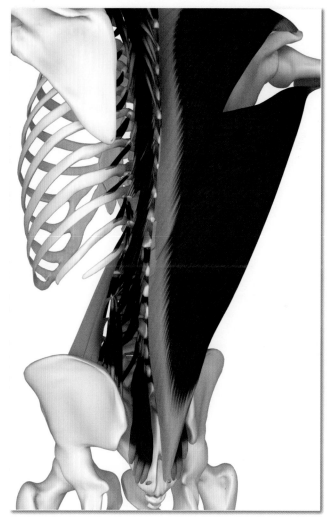

协同肌

背阔肌、斜方肌；彼此协同。

背部肌肉 3

动作

·伸展、侧弯并协助脊柱转动。

·以圣哲马里奇第三式为例，通过竖脊肌及深处腰方肌的收缩，可以转动背部并抬高肾脏的位置。

·在山式中，竖脊肌和腰方肌可以提高和拉直脊柱。

·深呼吸时，腰方肌的开放链收缩会使肋骨向下移动。

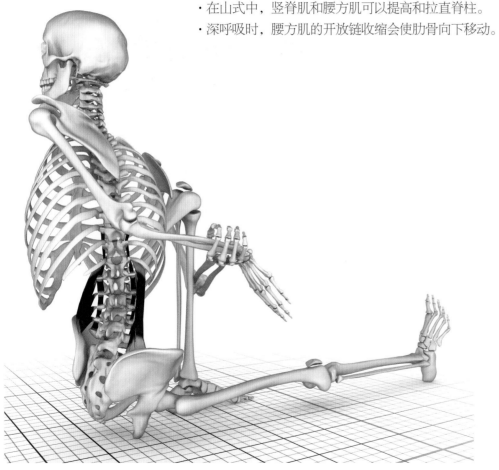
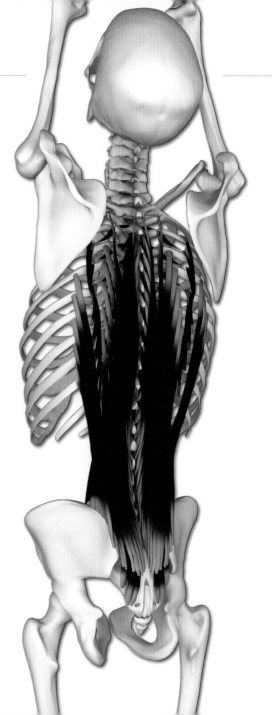

协同作用

在后弯的前拉式体位中，竖脊肌是产生动作的原动肌。竖脊肌的收缩，会带动该体位的协同肌一同运作，包括股四头肌、臀大肌和肱三头肌，从而伸展股直肌、髂腰肌、腹直肌、胸大肌、肱三头肌和颈部前侧肌肉。

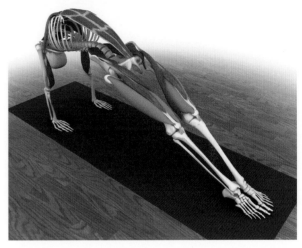

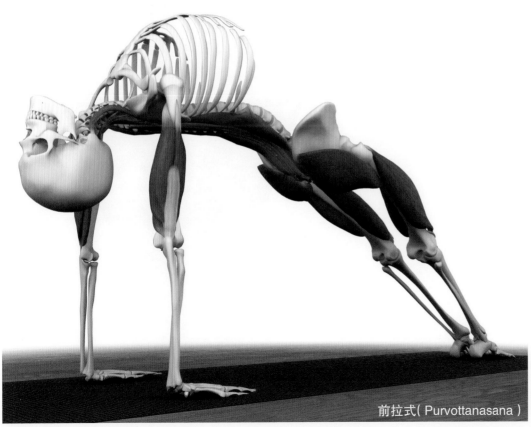

前拉式（Purvottanasana）

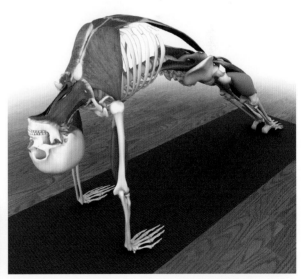

第13章 背阔肌

背阔肌占背部浅层肌肉三分之二的面积，起始于髂骨嵴后部、骶骨和胸腰筋膜，转180度后，止于近端肱骨的内侧；这种"扭转"也增加了背阔肌收缩时产生的力量。背阔肌可以让手臂从高过头部的位置向下移动让肱骨向内旋转。在某些扭转动作或上犬式体位中，当肱骨固定时，背阔肌的收缩可以带动胸腔往前，从而扩展胸腔。一旦背阔肌僵紧，就会限制双手高举过头的动作，比如在勇士式第一式、轮式及下犬式中就是这种情况。

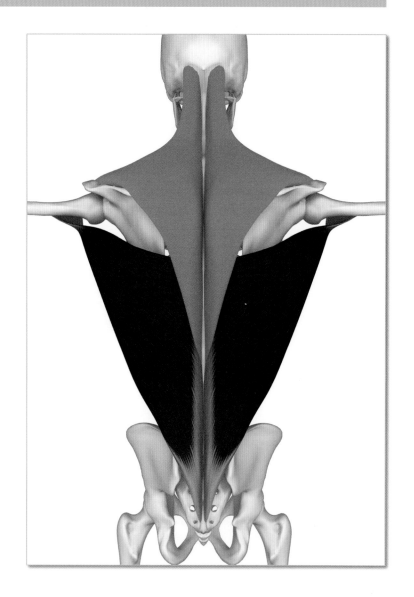

背阔肌 1

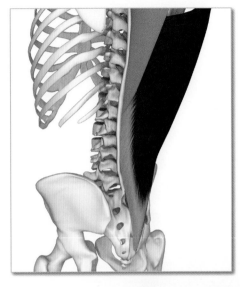

起端
（后视图）

背阔肌起于髂骨后部、胸腰筋膜、第一到第五节骶椎棘突、第一到第五节腰椎、第七到第十二胸椎、下第三根肋骨及肩胛骨下角。

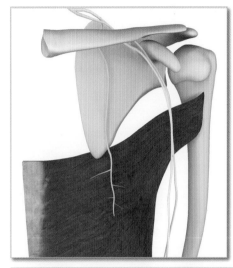

神经分布与脉轮

· 胸背神经（第六、第七到第八颈椎神经）。

· 图中发亮部位：第四脉轮。

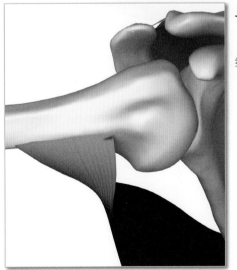

止端
（前视图）

终止于肱骨的肱二头肌沟底。

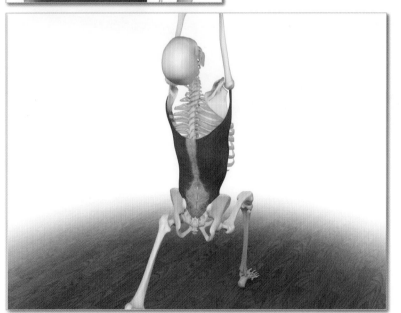

背阔肌 2

拮抗肌

前三角肌、胸大肌（锁骨部分）和肱二头肌长头。

协同肌

后三角肌和胸大肌（延展肱骨的胸肋部位），以及肱三头肌长头。

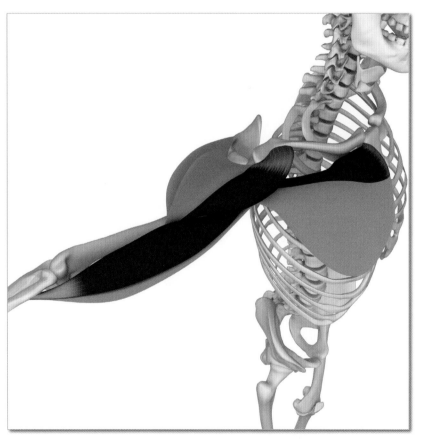
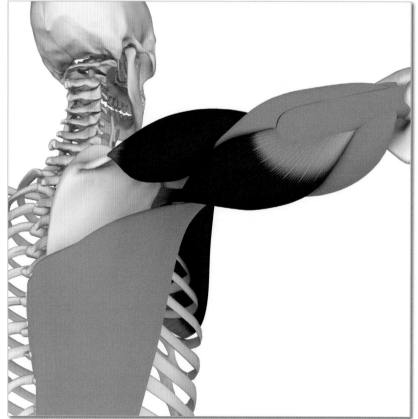

背阔肌 3

动作

· 背阔肌能够在前弯姿势中伸展手臂，并使肱骨内收、内旋及后伸。
  当上肢上举固定时，可以引体向上。
· 在上犬式中，收缩背阔肌，可以将下背往上提高，扩展胸腔。

觉醒

· 下犬式中，可以充分伸展背阔肌。
· 在下犬式转换为上犬式时，背阔肌与胸大肌联合，通过手臂将身体
  向前拉。

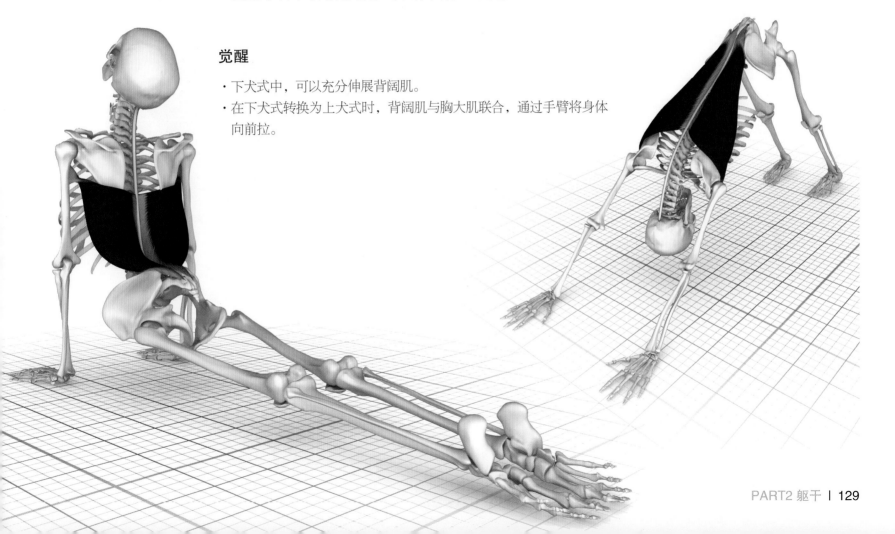

第14章 斜方肌

斜方肌由两块宽三角形的肌肉组成，起始于背部中心，从下胸椎向上延伸到颅骨底，止端位于肩胛骨和锁骨。收缩斜方肌的下肌纤维，会拉动肩胛骨向下；收缩斜方肌的上肌纤维，可以上提和转动肩胛骨，这个动作可以帮助肱骨和肩胛骨在做高过头部的动作时收缩，比如手倒立动作。而收缩斜方肌的中肌纤维，则会让肩胛骨内收，协助菱形肌扩展胸腔。

如果斜方肌的中肌纤维僵紧，会让瑜伽体位伸展不开，比如牛面式第二式；如果是上肌或下肌纤维无力，则会分别减弱莲花支撑式及树式双手撑地的动作。

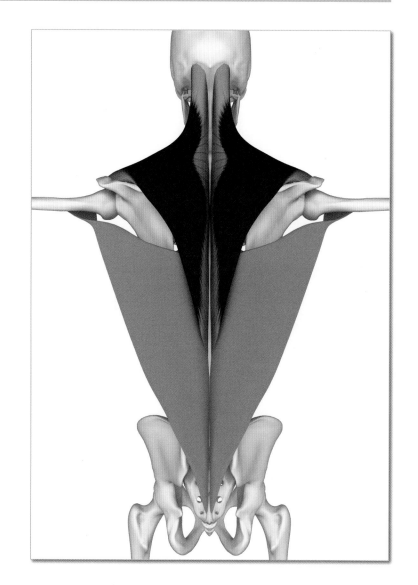

斜方肌 1

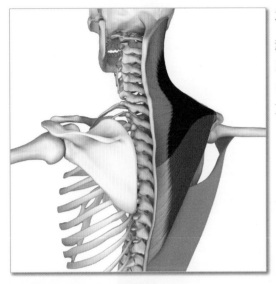

起端

起于颅骨底和颈部的后韧带，以及第二颈椎棘突到第十二节的胸椎棘突。（左图可看出斜方肌的上、中肌及下肌纤维）

止端

止端位于锁骨的外侧三分之一的背面、肩峰内侧缘及肩胛骨上棘。

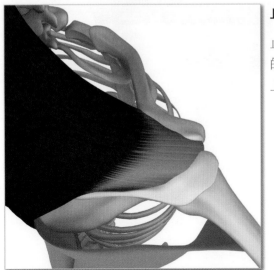

神经分布与脉轮

· 副神经（第十一对脑神经，及第三、第四颈椎神经）。
· 图中发亮部位：第五脉轮。

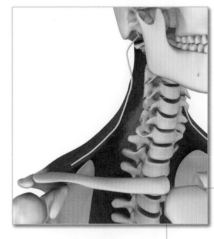

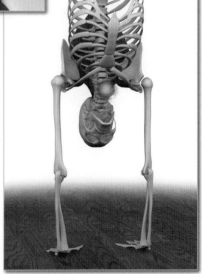

斜方肌 2

斜方肌下肌纤维的拮抗肌

斜方肌的上肌纤维、大菱形肌、小菱形肌和胸锁乳突肌。

斜方肌上肌纤维的拮抗肌

斜方肌的下肌纤维、胸小肌、胸大肌和背阔肌。

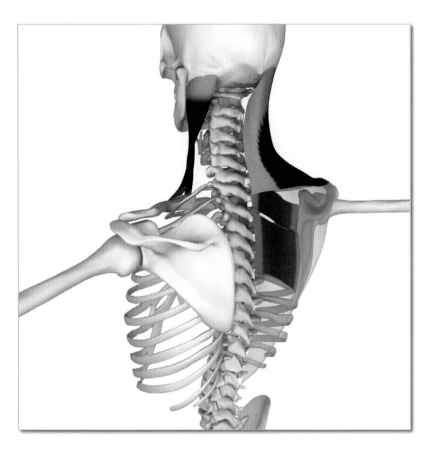

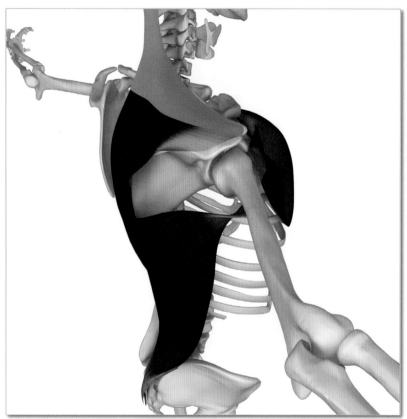

斜方肌下肌纤维的协同肌

胸小肌、胸大肌和背阔肌。

斜方肌上肌纤维的协同肌

前三角肌、侧三角肌、大菱形肌、小菱形肌和胸锁乳突肌。

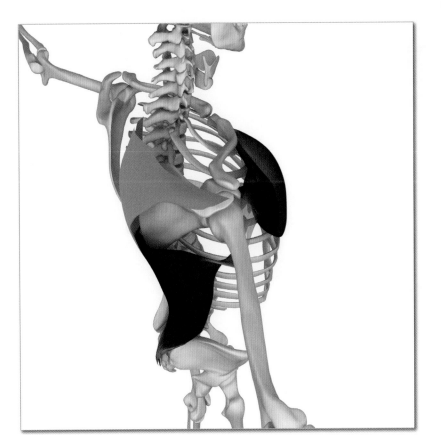

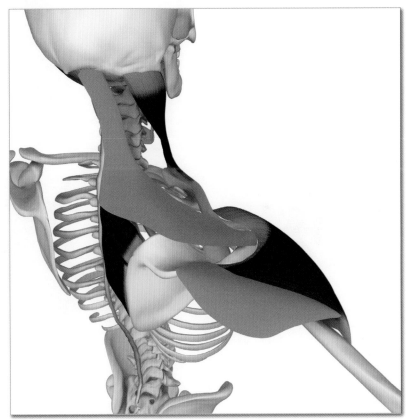

斜方肌 3

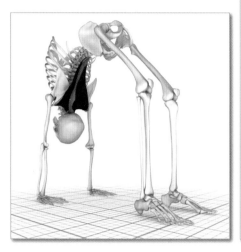

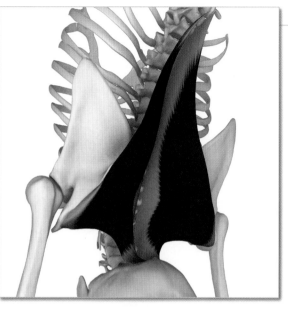

动作

在轮式体位中，斜方肌的上肌纤维收缩，协助抬起上半身，向外转动肩胛骨，并让肱骨头紧靠肩胛骨的肩胛窝，稳定肩关节。

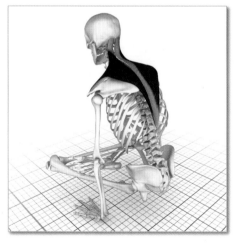

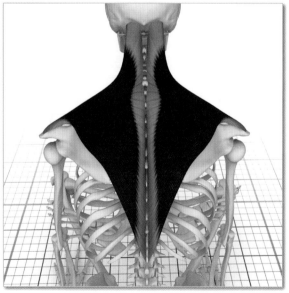

觉醒

在莲花支撑式体位中，收缩斜方肌的中肌纤维和下肌纤维，可引体向上，使肩胛骨向内和向下收缩。如果肌力不足，会让莲花支撑式的动作受限。

第15章 胸大肌与胸小肌

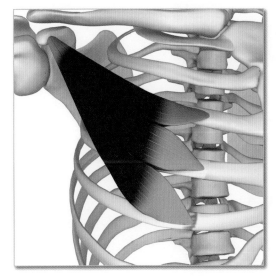

胸小肌

这是一束位于胸大肌下方深处的三头肌，起于第三、第四和第五肋骨，终于肩胛骨喙突。胸小肌在开链运动中，可以往下和往前拉动肩胛骨；闭链运动时收缩胸小肌，能够稳定肩胛骨，在深呼吸时提高胸腔位置。

胸大肌

胸大肌位于前胸，呈扁平扇形，分裂成两大部分，其中较大的胸肋部位起于胸骨体，而较小的锁骨部位则起于内侧锁骨。两个部位并合成一束肌腱，终于近端肱骨内侧。

胸大肌的联动闭锁链收缩，可以带动身体往前，从下犬式转换成上犬式；在牛面式第二式中，胸大肌的两个部位都能内收肱骨。此外，胸大肌也是做伏地挺身运动时的关键肌肉，例如鳄鱼式。胸肋部位的胸大肌，在做轮式等架空动作时则会伸展。同样的，胸大肌如果僵紧，会让这些动作的深度受到限制。

胸大肌与胸小肌 1

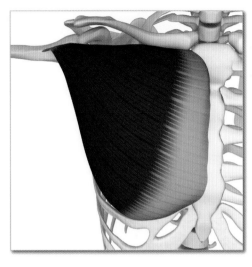

胸大肌的起端

锁骨内侧三分之一、胸骨前方、第一至第六肋软骨及腹外斜肌腱膜。

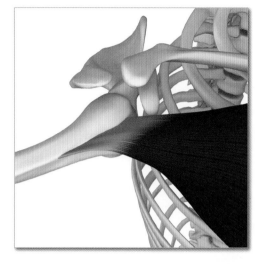

胸大肌的止端

肱二头肌沟外侧缘（锁骨部位的胸大肌，止端离身体较远；胸骨部位的胸大肌，止端离身体较近）。

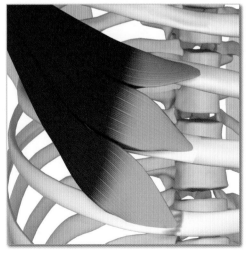

胸小肌的起端

第二到第五肋骨的外缘。

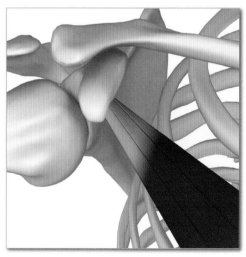

胸小肌的止端

终止于肩胛骨喙突。

胸大肌与胸小肌 2

胸大肌的拮抗肌

中三角肌、棘上肌、棘下肌和肱二头肌长头。

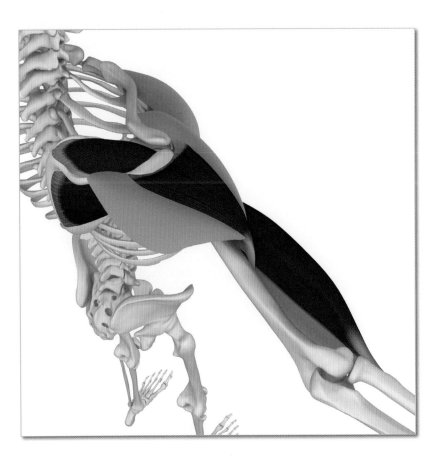

胸大肌的协同肌

背阔肌和肱三头肌长头。

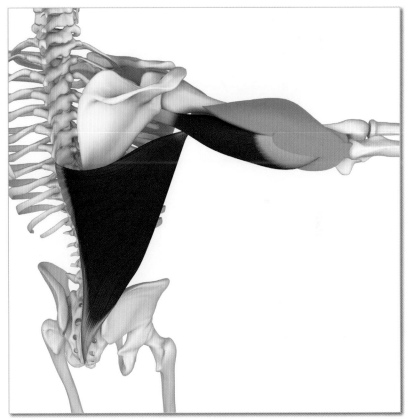

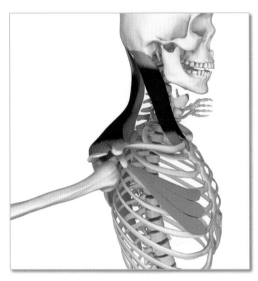

胸小肌的拮抗肌

胸锁乳突肌及斜方肌的上肌纤维。

胸大肌与胸小肌的神经分布与脉轮

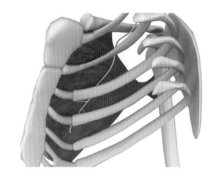

· **胸大肌**：锁骨部位为外侧胸神经（第五到第七对颈神经）；胸骨部位为内侧胸神经（第八对颈神经、第一对胸神经）。

· **胸小肌**：胸内侧神经（第八对颈神经、第一对胸神经）。

· 图中发亮部位：第五脉轮。

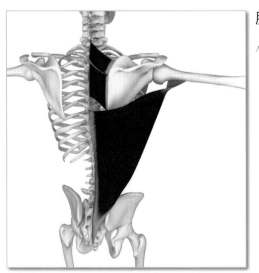

胸小肌的协同肌

小菱形肌、大菱形肌及背阔肌。

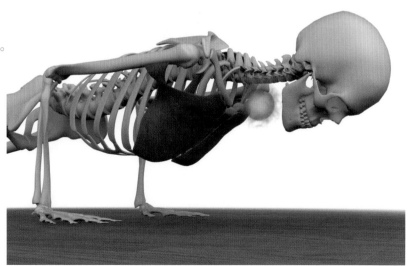

胸大肌与胸小肌 3

动作

- 内收并旋转手臂。
- 在伸展姿势时，弯曲手臂。
- 向下压低手臂和肩膀。
- 在前拉式体位中，拉伸并锻炼胸大肌及胸小肌。

觉醒

鳄鱼式：稳定上半身靠的是胸大肌及胸小肌（与前锯肌一起协同作用）。

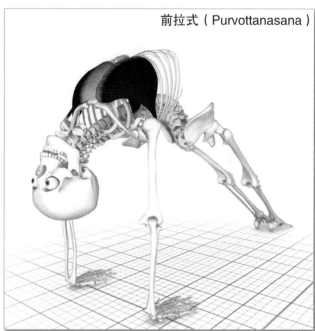

前拉式（Purvottanasana）

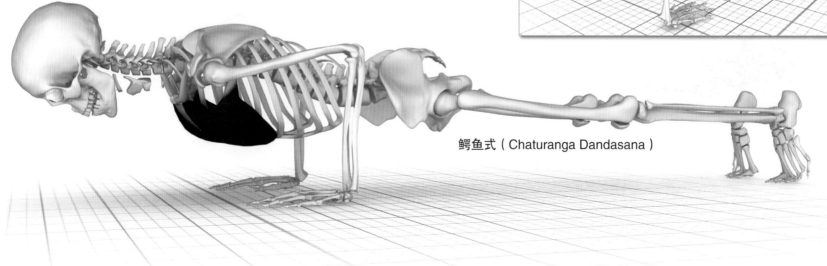

鳄鱼式（Chaturanga Dandasana）

胸大肌与胸小肌 4

伸展和收缩

在上方的手臂拉直胸大肌的下肌纤维；胸小肌收缩，将在下方的手臂的肩胛骨往前拉动。借由收缩下面手臂的菱形肌，可以稳定肩胛骨、提高胸腔。上方手臂的胸大肌做离心收缩，有助于完成牛面式第二式的伸展动作。

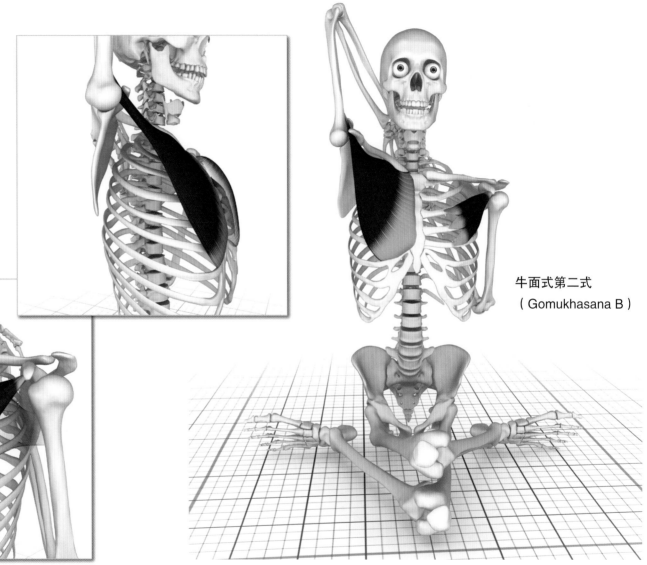

牛面式第二式
（Gomukhasana B）

小测试：考考你的解剖学知识

1 _____

2 _____

3 _____

4 _____

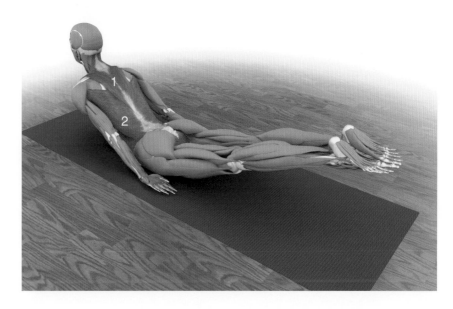

1 _____

2 _____

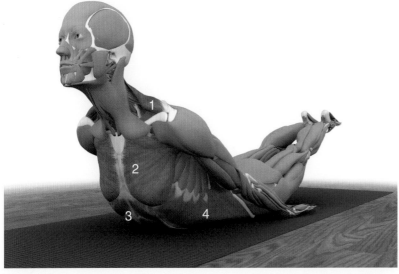

答案请参见 www.BandhaYoga.com

肩胛带与上臂

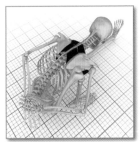
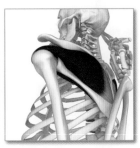
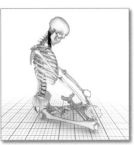
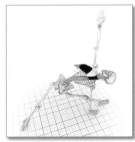
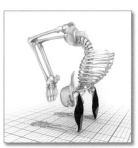
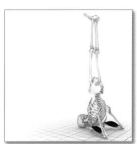

旋转肌群

1 肩胛下肌
2 棘上肌
3 棘下肌
4 小圆肌
5 大圆肌

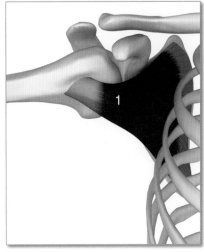
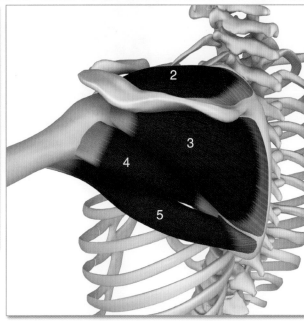

肩胛骨与上臂肌肉

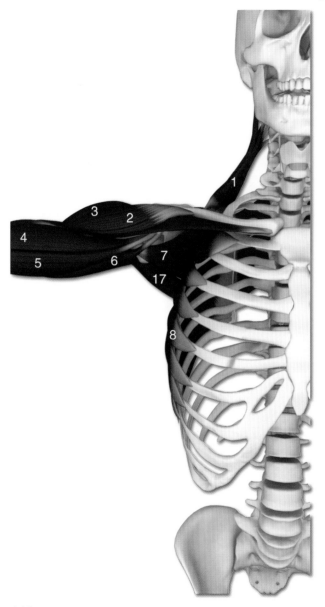

1　肩胛提肌

2　前三角肌

3　侧三角肌

4　肱二头肌（长头）

5　肱二头肌（短头）

6　喙肱肌

7　肩胛下肌

8　前锯肌

9　小菱形肌

10　大菱形肌

11　棘上肌

12　后三角肌

13　肱三头肌（短头）

14　肱三头肌（长头）

15　棘下肌

16　小圆肌

17　大圆肌

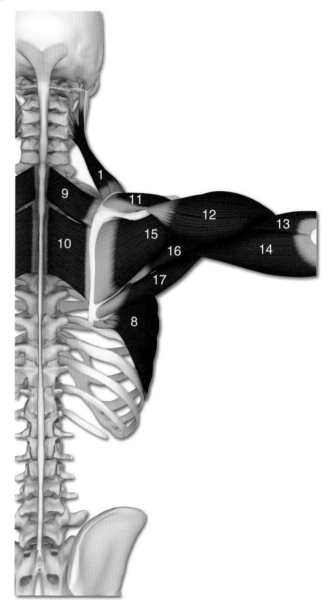

肩胛骨动作 1

外展

鳄鱼式（Chaturanga Dandasana）

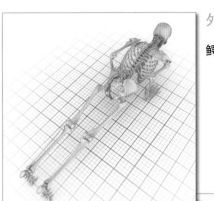

内收

勇士式第二式（Virabhadrasana II）

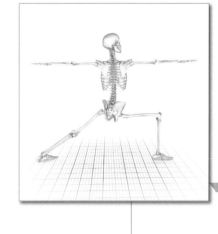

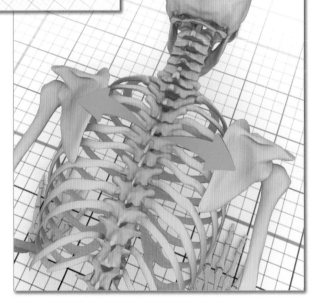

肩胛骨动作 2

上旋

手倒立式（Adho Mukha Vrksasana）

下旋

莲花支撑式（Tolasana）

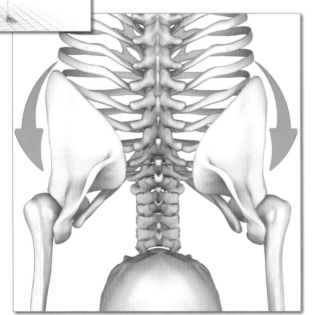

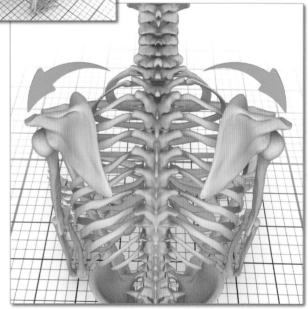

上臂动作 1

屈曲

伸展山式（Urdhva Hastasana）

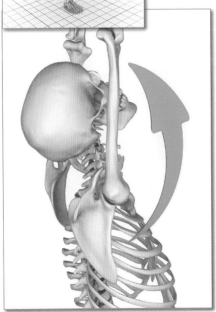

延展

前拉式（Purvottanasana）

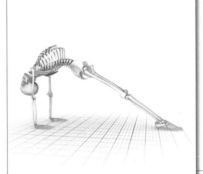

外展

勇士式第二式
（Virabhadrasana II）

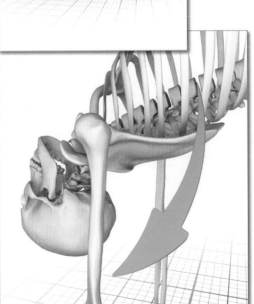

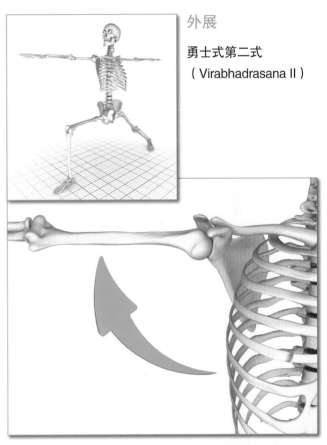

上臂动作 2

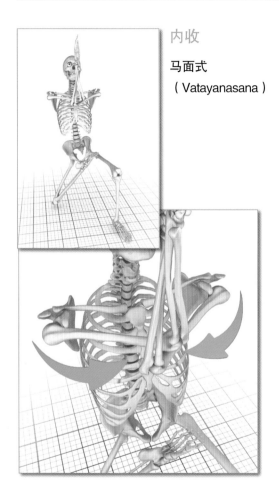

内收

马面式
（Vatayanasana）

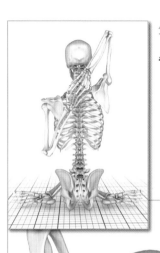

外旋

牛面式第二式
（Gomukhasana B）

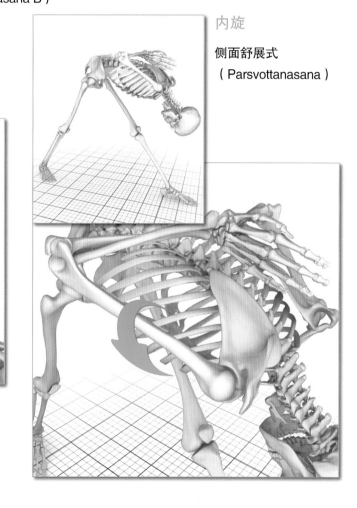

内旋

侧面舒展式
（Parsvottanasana）

第16章 菱形肌

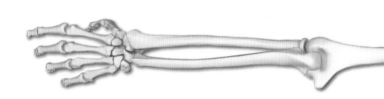

菱形肌

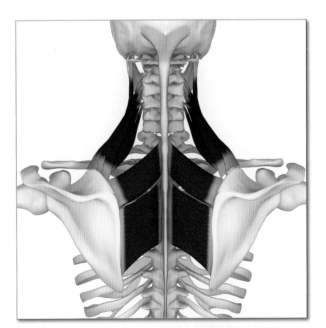

菱形肌与提肩胛肌

大菱形肌与小菱形肌都是扁平的长方形肌肉，两块肌肉都起于椎棘突和背部中线的韧带，终于肩胛骨内侧缘。菱形肌收缩时，可以使肩胛骨往中线靠近并扩展胸部。像鹰式这类瑜伽体位，可以拉伸菱形肌。收缩菱形肌，并配合胸小肌的闭锁链收缩可以稳定肩胛骨并提高胸腔的位置。菱形肌是前锯肌的直接拮抗肌；而提肩胛肌则可协助抬高及转动肩胛骨。

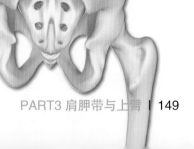

菱形肌 1

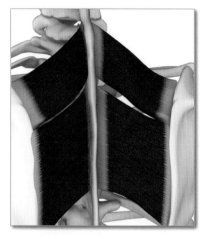

起端

- **大菱形肌**：第二到第五节胸椎棘突，棘上韧带。
- **小菱形肌**：第七颈椎棘突、第一节胸椎棘突、颈韧带以及棘上韧带。

神经分布与脉轮

- 背肩胛神经（第五颈椎神经）。
- 图中发亮部位：第五脉轮。

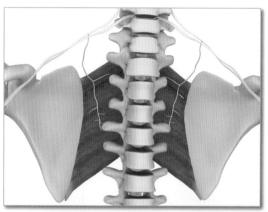

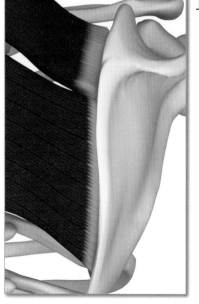

止端

- **大菱形肌**：肩胛骨内缘到肩胛骨下角。
- **小菱形肌**：肩胛骨内缘上端。

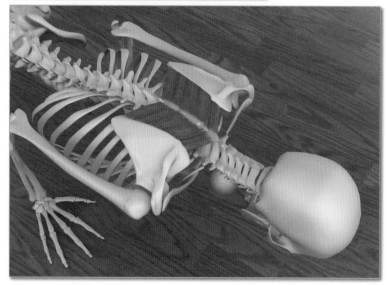

菱形肌 2

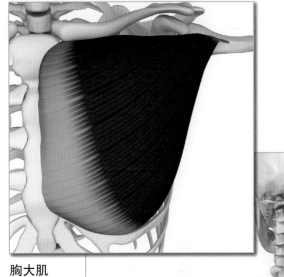

胸大肌

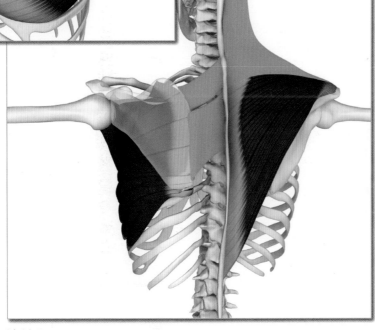

拮抗肌

前锯肌（肩胛骨下方）、斜方肌（下肌纤维）和胸大肌（胸骨部位，见左上方小图）。

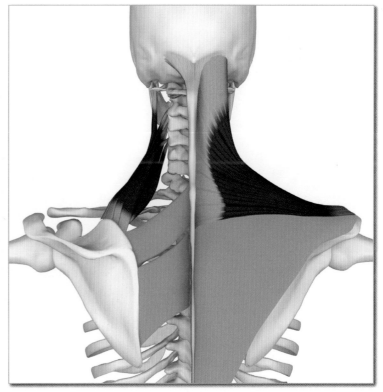

协同肌

提肩胛肌和斜方肌（上肌纤维）。

菱形肌 3

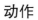

动作

· 菱形肌稳定并内收肩胛骨（肩胛骨向脊椎靠近），让肩胛骨向下转动，帮助扩胸。

· 在圣哲马里奇第一式和勇士式第二式中，收缩菱形肌可扩展胸腔。

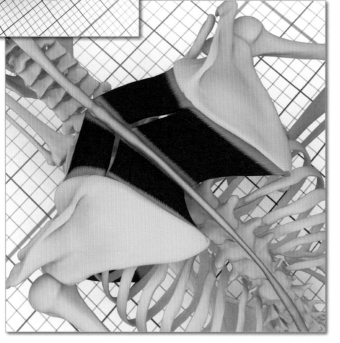

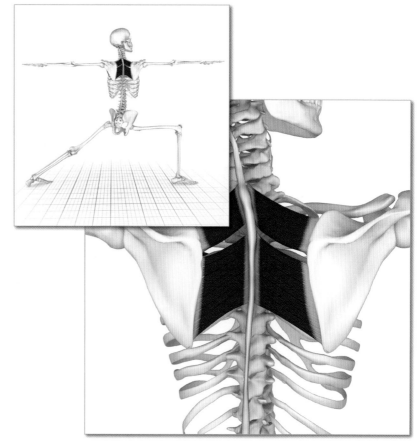

菱形肌 4

收缩和伸展

菱形肌在三角式中收缩，与同样收缩的前锯肌相抗衡。这个动作可以稳定肩胛骨并转动胸部。

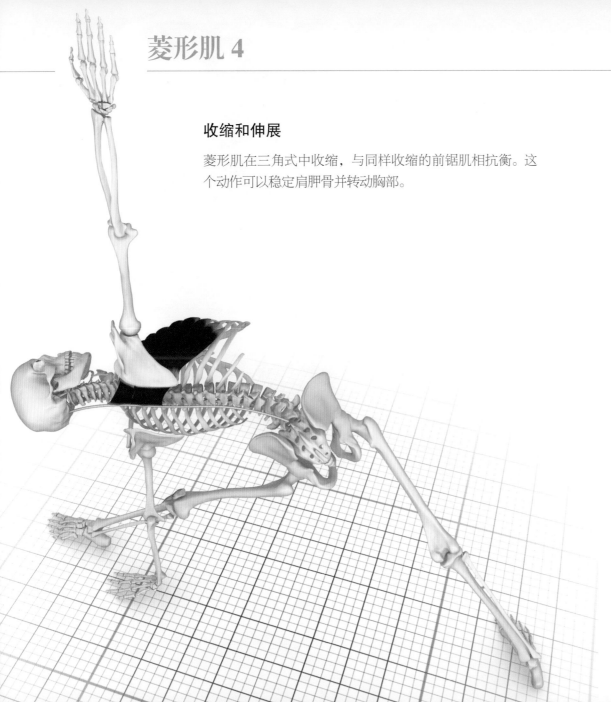

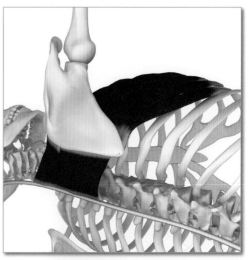

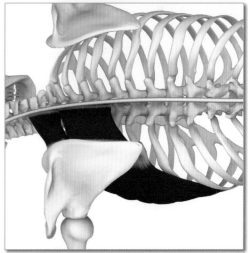

第17章 前锯肌

前锯肌位于胸膛外侧，有多个起点，呈锯齿状，从胸前的第九肋骨上缘开始，绕着体侧延伸到肩胛骨。收缩前锯肌会牵动肩胛骨从背部中线往前伸；放松前锯肌，则肩胛骨会往背部中线靠拢，扩展胸廓。

如果前锯肌的肌力不足，会造成肩胛脊椎缘远离肋廓，形成肩胛骨翼状耸出（肩胛骨内缘外掀），在练习鳄鱼式体位时，动作会受到限制。

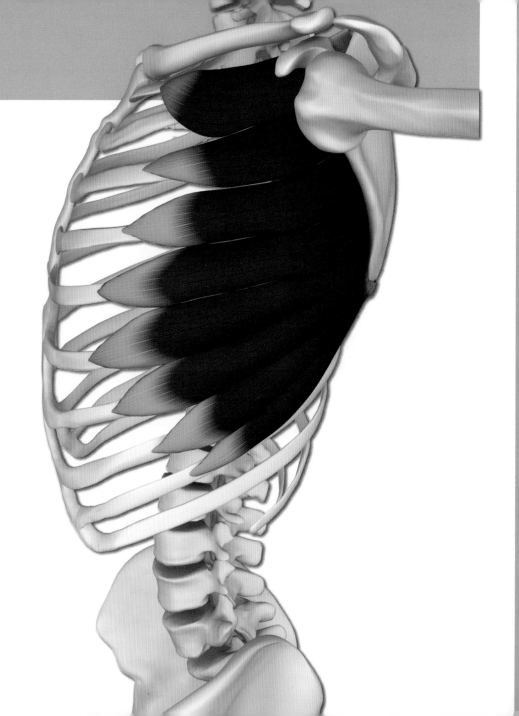

前锯肌 1

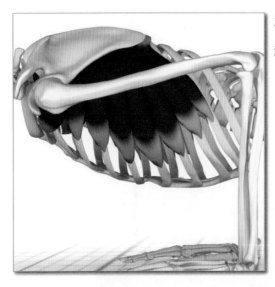

起端

起于第一肋骨到第九肋骨的外侧面。

神经分布与脉轮

· 长胸神经（第五、第六及第七颈椎神经）。

· 图中发亮部位：第五脉轮。

止端

止于肩胛骨的内侧肋面。

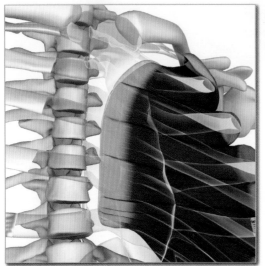

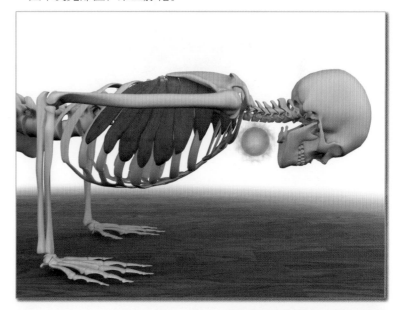

前锯肌 2

拮抗肌

小菱形肌、大菱形肌及斜方肌（中肌纤维）。

协同肌

胸大肌和胸小肌。

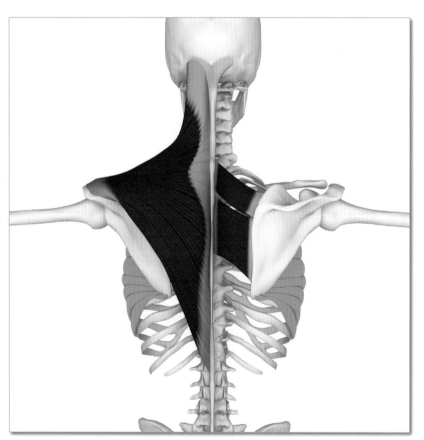

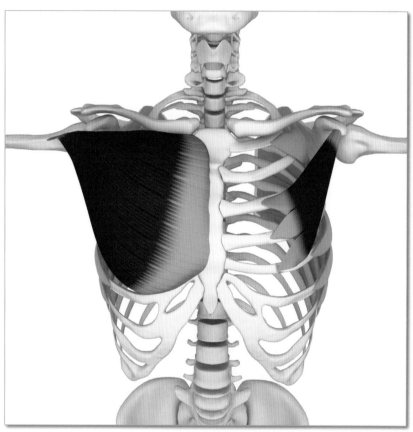

前锯肌 3

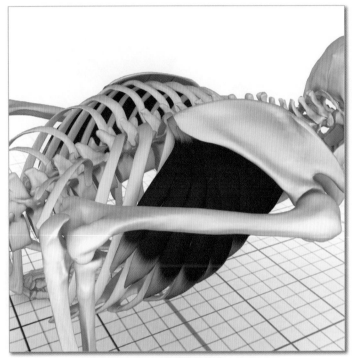

动作

· 稳定并伸展肩胛骨，避免做伏地挺身姿势时，造成肩胛骨翼状耸出（肩胛骨内缘外掀）。

· 辅助肩胛骨转动。

· 在练习鳄鱼式体位时，收缩前锯肌可避免肩胛骨上抬，从而形成翼状耸出。

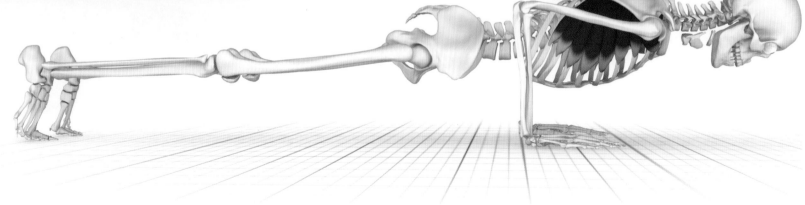

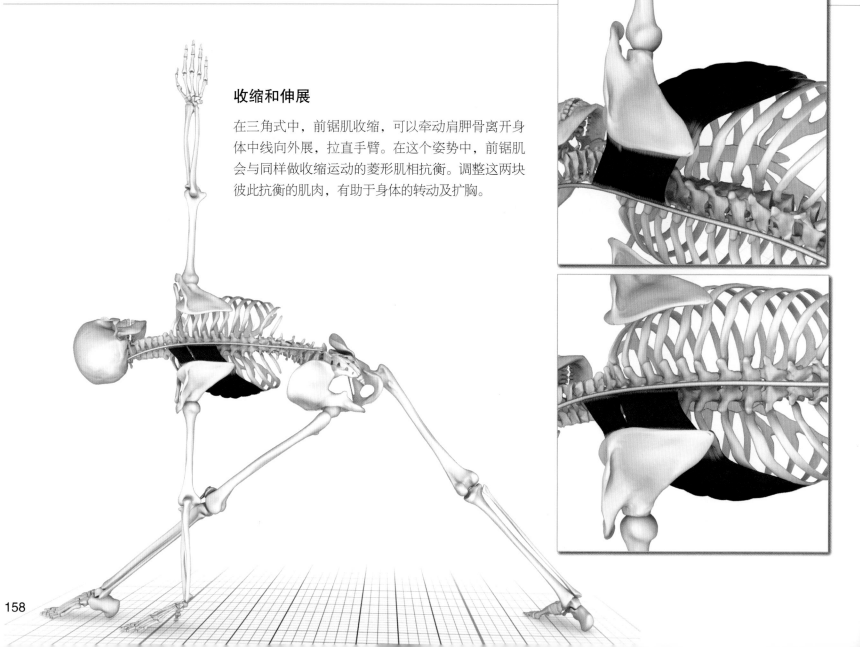

收缩和伸展

在三角式中，前锯肌收缩，可以牵动肩胛骨离开身体中线向外展，拉直手臂。在这个姿势中，前锯肌会与同样做收缩运动的菱形肌相抗衡。调整这两块彼此抗衡的肌肉，有助于身体的转动及扩胸。

第18章 三角肌

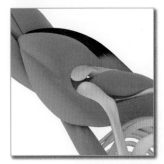

后三角肌

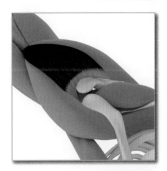

侧三角肌

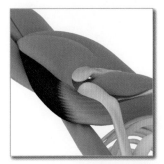

前三角肌

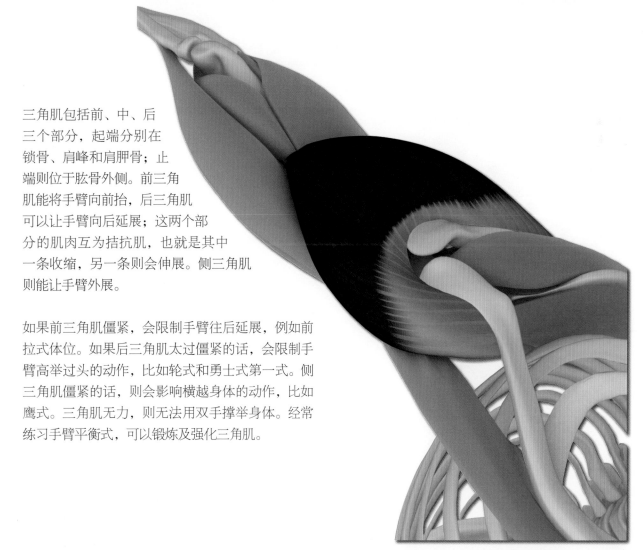

三角肌包括前、中、后三个部分，起端分别在锁骨、肩峰和肩胛骨；止端则位于肱骨外侧。前三角肌能将手臂向前抬，后三角肌可以让手臂向后延展；这两个部分的肌肉互为拮抗肌，也就是其中一条收缩，另一条则会伸展。侧三角肌则能让手臂外展。

如果前三角肌僵紧，会限制手臂往后延展，例如前拉式体位。如果后三角肌太过僵紧的话，会限制手臂高举过头的动作，比如轮式和勇士式第一式。侧三角肌僵紧的话，则会影响横越身体的动作，比如鹰式。三角肌无力，则无法用双手撑举身体。经常练习手臂平衡式，可以锻炼及强化三角肌。

三角肌 1

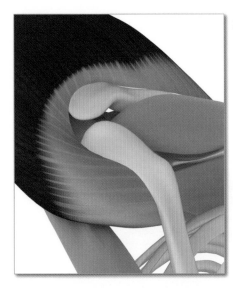

起端

· **前三角肌：** 锁骨外侧三分之一的前缘。

· **侧三角肌：** 肩胛骨肩峰突的外缘。

· **后三角肌：** 肩胛棘。

神经分布与脉轮

· 腋神经（第五和第六颈椎神经根）。

· 图中发亮部位：第五脉轮。

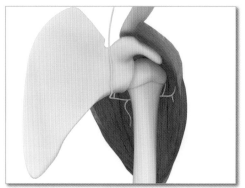

止端

肱骨外侧表面的三角肌粗隆。

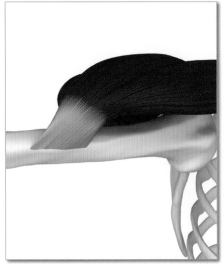

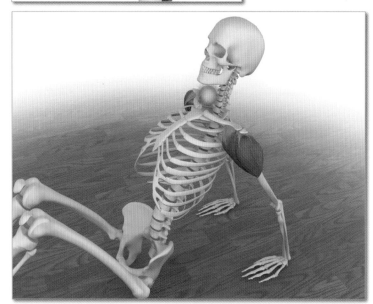

三角肌 2

前三角肌的拮抗肌

后三角肌、背阔肌和胸大肌（胸骨部位）。

前三角肌的协同肌

胸大肌（锁骨部位）。

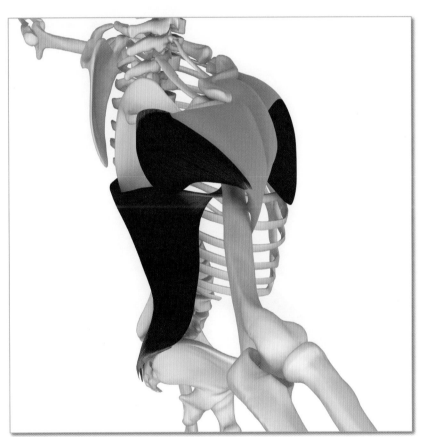

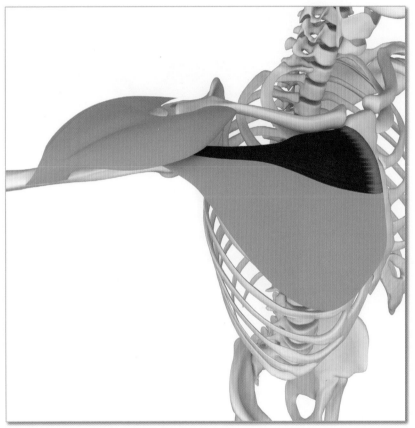

侧三角肌的拮抗肌

胸大肌、背阔肌和肱三头肌（长头）。

侧三角肌的协同肌

棘上肌和肱二头肌（长头）。

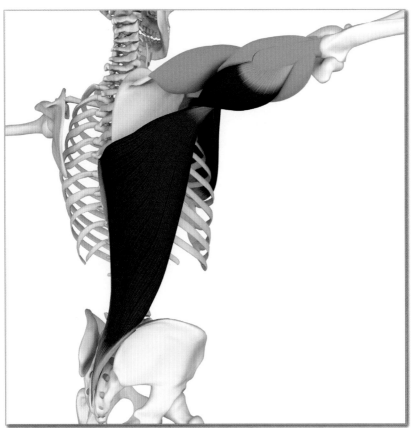

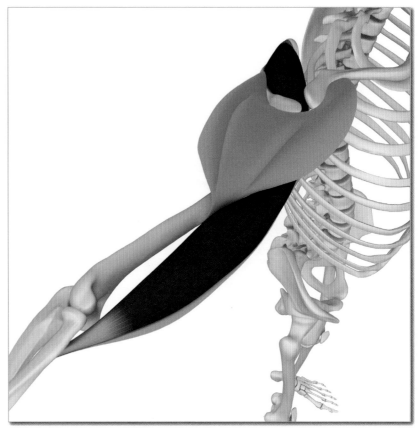

后三角肌的拮抗肌

前三角肌、肱二头肌（长头）及胸大肌（锁骨部位）。

后三角肌的协同肌

背阔肌及肱三头肌（长头）。

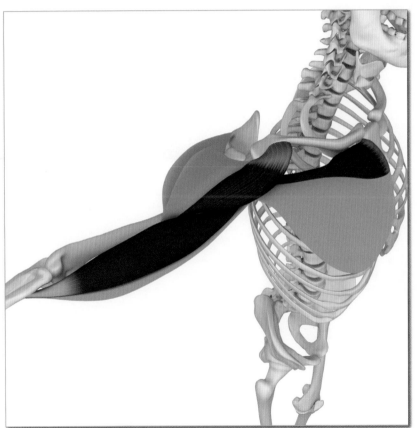

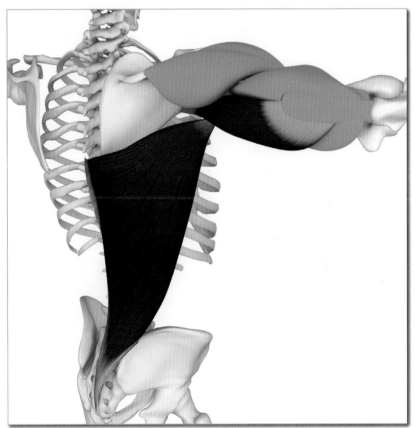

三角肌 3

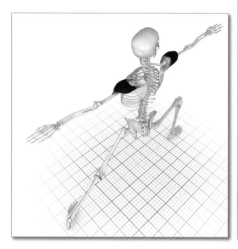

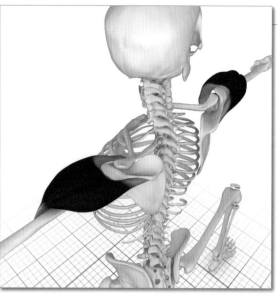

动作

在勇士式第二式中，收缩侧三角肌，使手臂向外伸展。旋转肌群的棘上肌是这个动作的原动肌，它让肩关节外展。

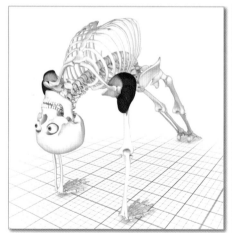

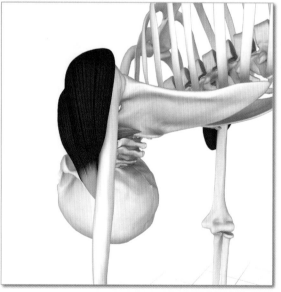

觉醒

在前拉式中，后三角肌收缩，让手臂延展，拉长前三角肌、肱二头肌和胸大肌。

三角肌 4

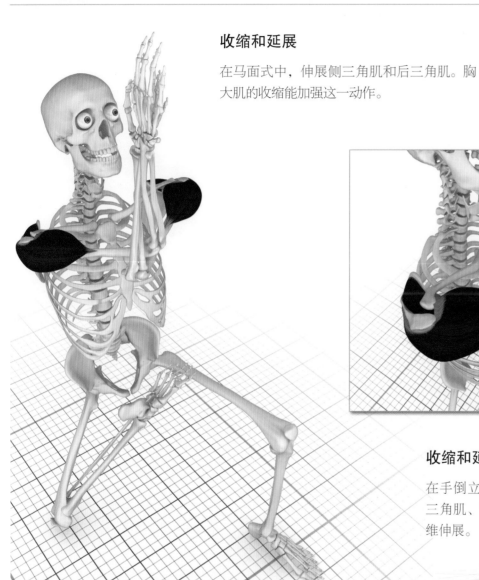

收缩和延展

在马面式中，伸展侧三角肌和后三角肌。胸大肌的收缩能加强这一动作。

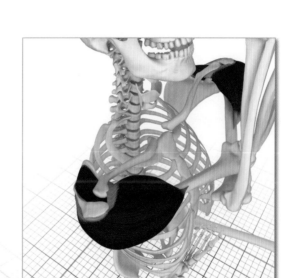

收缩和延展

在手倒立式中，前三角肌收缩，后三角肌、背阔肌及斜方肌的下肌纤维伸展。

第19章 旋转肌群

肩关节的旋转肌群又称"旋转肌套"，由四条肌肉组成，分别是：肩胛下肌、棘上肌、棘下肌和小圆肌。肩胛下肌和棘下肌互为拮抗肌；而小圆肌是棘下肌的协同肌。

肩关节属球窝关节，由球状的肱骨头（肩膀的球状部位）和肩胛骨的肩胛窝骨共同构成。比起其他关节，肩关节的转动范围最大，但稳定度最低，也最容易脱臼（就像阴阳一样，灵活性越高，稳定度就越低）。旋转肌群环绕在肱骨周围，使之在肩关节中有足够的稳定度。

就像骨盆的深层肌肉，每天我们都会使用到旋转肌群，却没能察觉到它们的存在。某些瑜伽体位可以唤醒我们对这群肌肉的觉知，让我们掌握旋转肌群的收缩与放松机制，让瑜伽姿势更到位，也更完美。

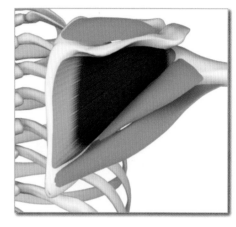

棘下肌

棘下肌起于肩胛骨后方，止于较外侧的大肱骨结节。收缩棘下肌可以使上臂向外转动。肩胛下肌和棘下肌互为彼此的拮抗肌。棘下肌若是过紧，会限制肱骨向内旋，尤其是像侧面舒展式一类的体位。肌肉无力的话，也无法做出到位的外转动作，如轮式。

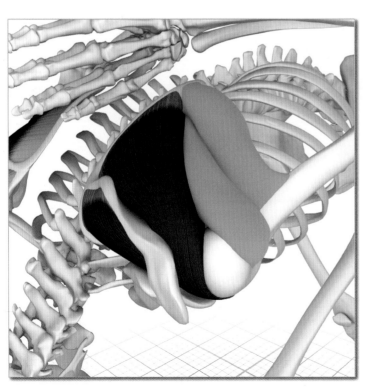

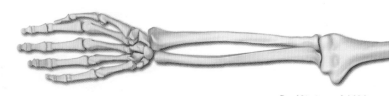

棘上肌

棘上肌起于肩胛骨背面，终于棘下肌前面的肱骨大结节。棘上肌收缩会使肩关节外展；在使用斜方肌和三角肌等辅助肌肉来完成肩关节外展动作时，棘上肌经常会受伤。

在旋转肌群中，棘上肌是最易受伤的，因为棘上肌会受到肩胛骨肩峰下表面肌腱的夹击。在瑜伽体位中，轮式和上下犬式就会发生夹击。不过，只要向外转动肱骨、向内转动肩胛骨，就能防范该问题。

肩胛下肌

三角形的肩胛下肌起于肩胛骨下窝，止于肱骨头的球状构造小结节。收缩肩胛下肌，可以使肱骨向内旋转。如果肩胛下肌僵紧，会限制上臂向外转动的范围，比如轮式。如果肩胛下肌的肌力不足的话，则无法做好侧三角背后合掌式。

肩胛下肌

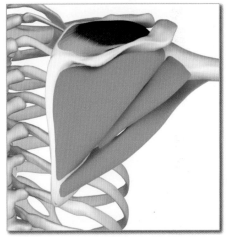

棘上肌僵紧的话，会限制手臂的跨胸动作，例如鹰式。棘上肌受伤，则会限制手臂的外展动作而导致耸肩，比如勇士式第二式。

棘上肌（后视图）

旋转肌群 1

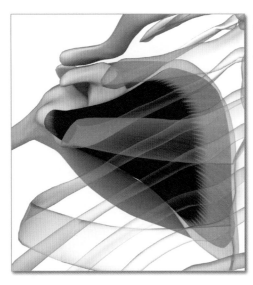

肩胛下肌的起端

肩胛骨前表面的肩胛下窝。

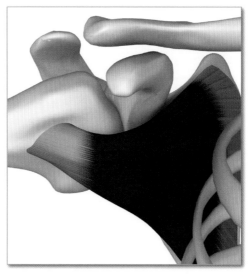

棘下肌的起端

肩胛骨的棘下窝。

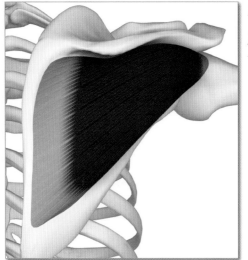

肩胛下肌的止端

肱骨小结节及肩关节的关节囊（下方）。

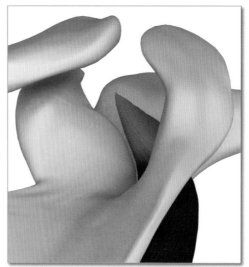

棘下肌的止端

肱骨大结节的中部，及肩关节的关节囊。

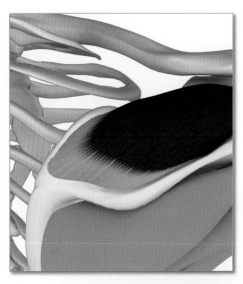

棘上肌的起端

（后视图）

肩胛骨的棘上窝。

旋转肌群的神经分布与脉轮

- 肩胛下肌：上下肩胛下神经
  （第五和第六颈神经）。
- 棘下肌：肩胛上神经
  （第五和第六颈神经）。
- 棘上肌：肩胛上神经
  （第五和第六颈神经）。
- 图中发亮部位：第五脉轮。

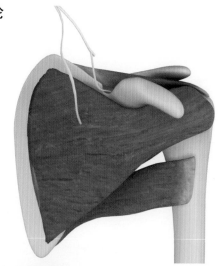

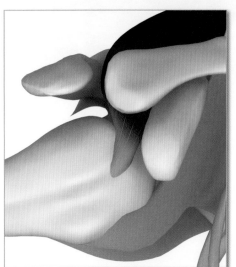

棘上肌的止端

（前视图）

肱骨大结节的上部，及肩关节的关节囊。

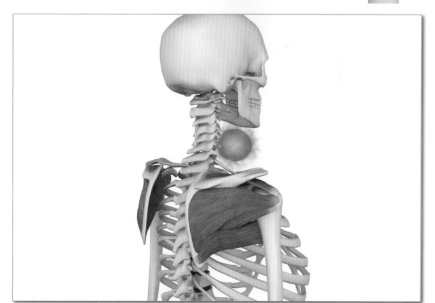

旋转肌群 2

肩胛下肌的拮抗肌

棘下肌、后三角肌和小圆肌。

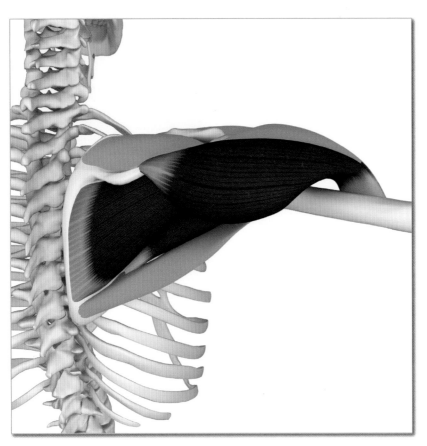

肩胛下肌的协同肌

胸大肌、背阔肌和前三角肌。

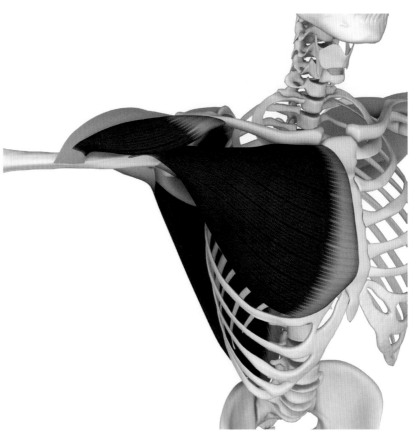

棘下肌的拮抗肌

肩胛下肌、背阔肌、胸大肌和前三角肌。

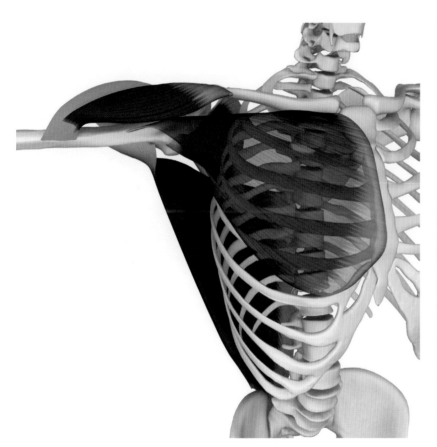

棘下肌的协同肌

小圆肌和后三角肌。

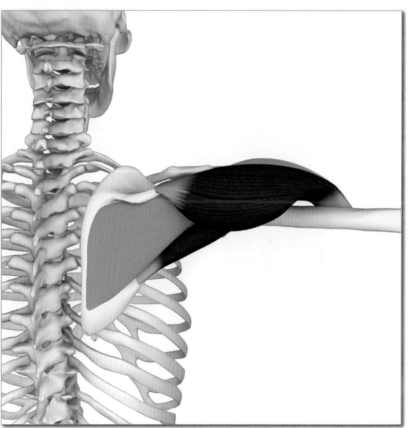

棘上肌的拮抗肌

胸大肌、背阔肌和肱三头肌（长头）。

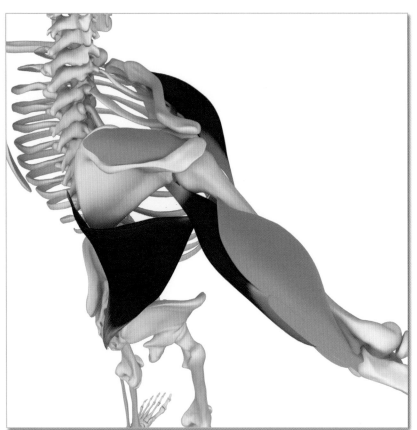

棘上肌的协同肌

侧三角肌和肱二头肌（长头）。

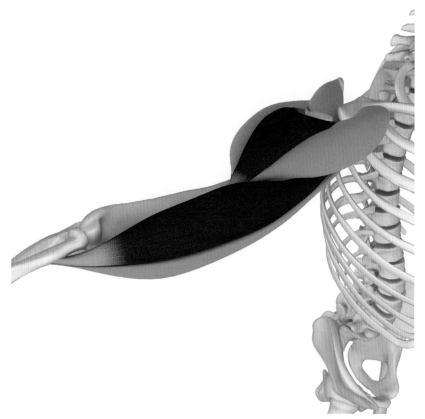

旋转肌群 3

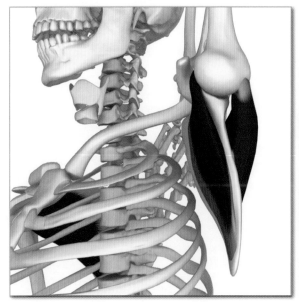
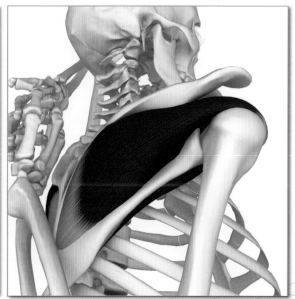
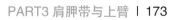

肩胛下肌与棘下肌的收缩和伸展

牛面式第二式：上方手臂的棘下肌收缩，伸展肩胛下肌；下方手臂的肩胛下肌收缩，伸展棘下肌。

棘上肌的收缩

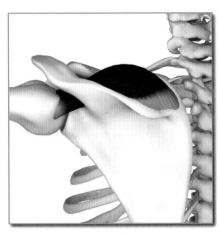

· 棘上肌收缩可外展手臂，并维持盂肱关节的稳定。

· 棘上肌收缩启动勇士式第二式的外展动作；而侧三角肌强化并维持这个动作。

棘上肌的伸展

练习马面式可以伸展棘上肌，同时通过收缩同侧的胸大肌来加大手臂横过身体的幅度，让这个姿势做得更到位。

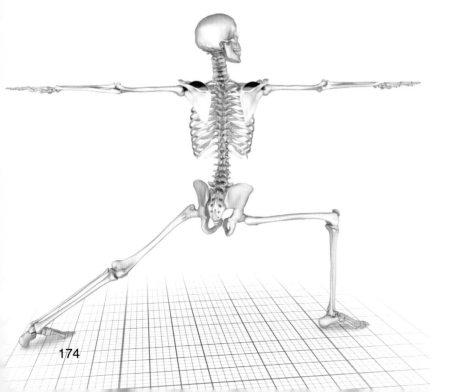

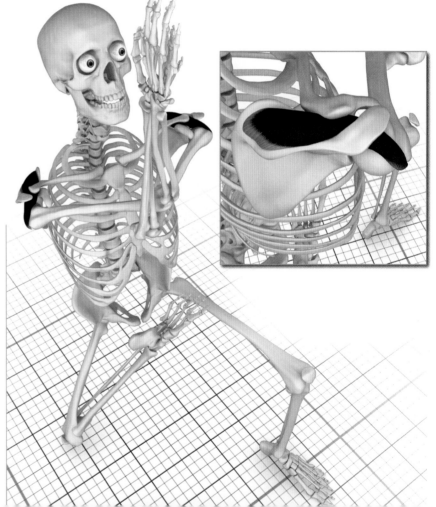

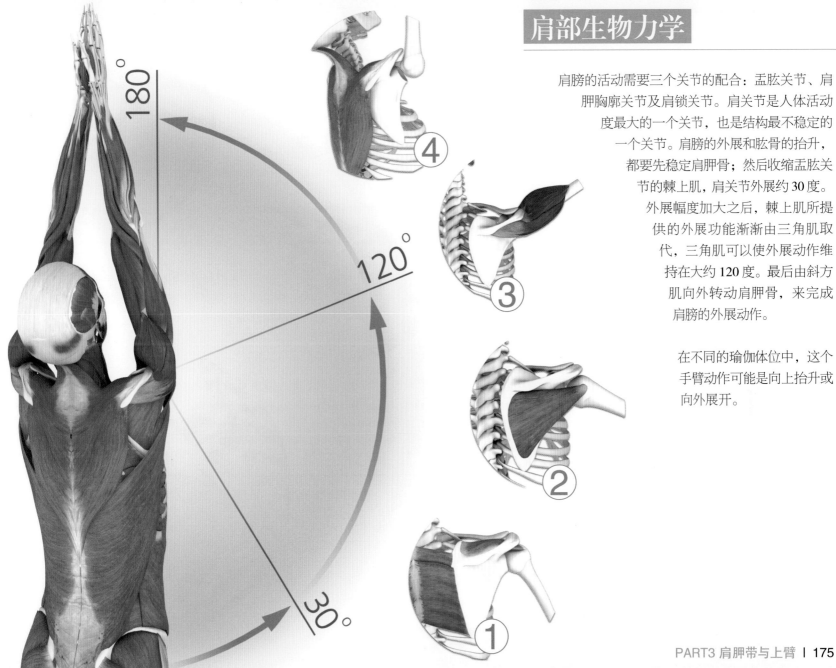

肩部生物力学

肩膀的活动需要三个关节的配合：盂肱关节、肩胛胸廓关节及肩锁关节。肩关节是人体活动度最大的一个关节，也是结构最不稳定的一个关节。肩膀的外展和肱骨的抬升，都要先稳定肩胛骨；然后收缩盂肱关节的棘上肌，肩关节外展约30度。外展幅度加大之后，棘上肌所提供的外展功能渐渐由三角肌取代，三角肌可以使外展动作维持在大约120度。最后由斜方肌向外转动肩胛骨，来完成肩膀的外展动作。

在不同的瑜伽体位中，这个手臂动作可能是向上抬升或向外展开。

肩关节疼痛的肇因：夹击

肩峰下囊是一个充满液体的袋状构造，能够辅助肩旋转肌群在肩峰下滑行。当肩峰下囊受到肱骨大结节和肩峰压迫时，就会产生夹击问题，造成肩膀疼痛。

收缩棘下肌并向外转动肱骨，可以将肱骨大结节带离肩峰；而收缩肱三头肌的长头，可将肩峰往身体中线转动，从而转离肱骨大结节。收缩这两条肌肉，可以在肩峰与大结节之间腾出空间，避免肩峰下囊受到夹击。

瑜伽体位中凡是双臂高举过头的动作，都要收缩这些肌肉，以便外旋肱骨和肩胛骨。

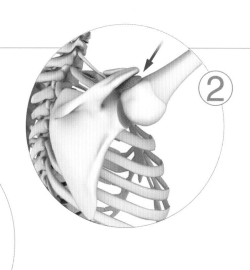

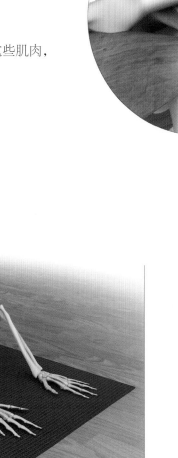

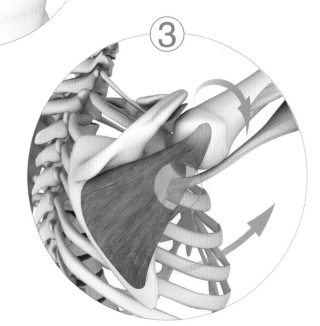

下犬式（Adho Mukha Svanasana）

176

第20章 肱二头肌

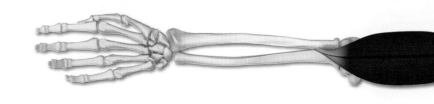

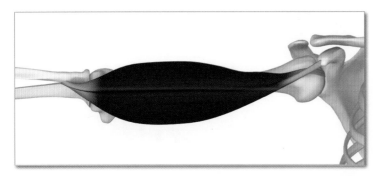

肱二头肌

肱二头肌是一块双头的梭形肌，短头起于肩胛骨的喙突，接近胸小肌的止端；手肘固定不动时，收缩短头，肩胛骨会向前倾斜；收缩肱二头肌的长头可压迫肱骨、使之稳定地进入关节处。长头起于肩胛骨的肩盂顶，向下越过肱骨，进入肱二头肌沟（一个由韧带拴住的凹槽）。肱二头肌横跨肩关节与肘关节，其长短头肌肉在肱骨中部并成一束肌腱，终止于桡骨结节。

肱二头肌收缩时，前臂会转成掌心向上，进一步收缩则会屈曲手肘。

如果肱二头肌太过僵紧，会限制某些瑜伽体位的动作，例如前拉式。如果肱二头肌肌力不足，也无法完成某些体位的要求，比如肩立式。

肱肌和肱二头肌互为协同肌，主要功能是屈曲手肘。

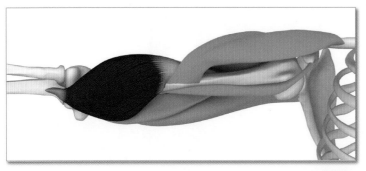

肱肌

肱二头肌 1

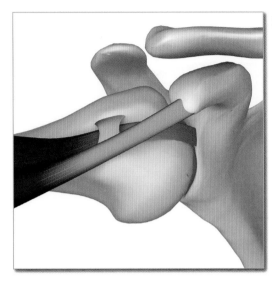

起端

· 长头：关节盂上结节。
· 短头：肩胛骨的喙突顶端。

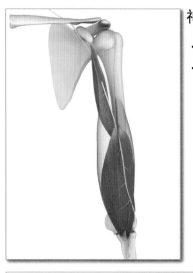

神经分布与脉轮

· 肌皮神经（第五和第六对颈神经）。
· 图中发亮部位：第五脉轮。

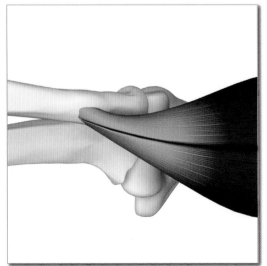

止端

桡骨结节。

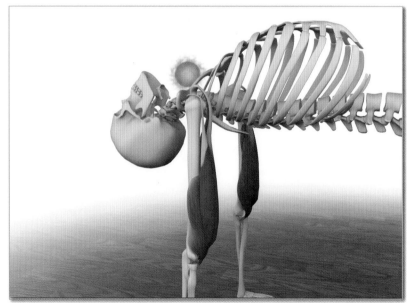

肱二头肌 2

拮抗肌

肱三头肌和后三角肌。

协同肌

前三角肌和胸大肌（胸骨部位）。

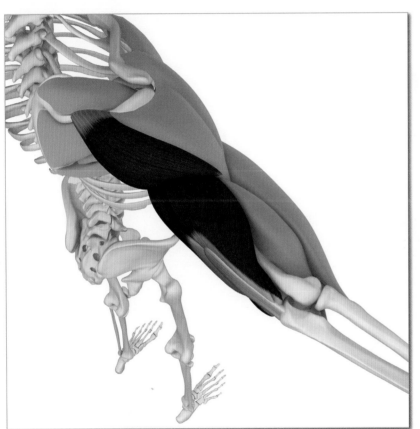

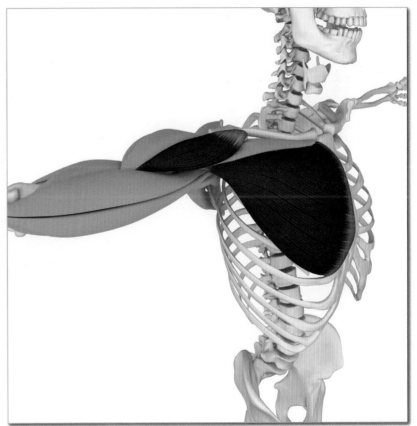

肱二头肌 3

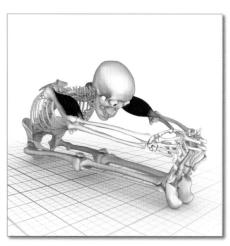

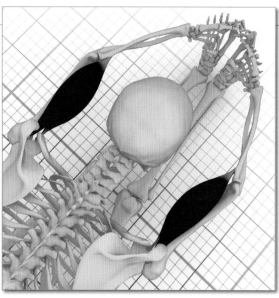

收缩

在坐姿前弯式中，收缩肱二头肌会屈曲手肘，带动上半身前倾。这个动作产生的力量，能影响骨盆前倾的位置，也能牵动坐骨结节往后，伸展腘旁肌。

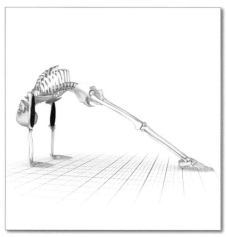

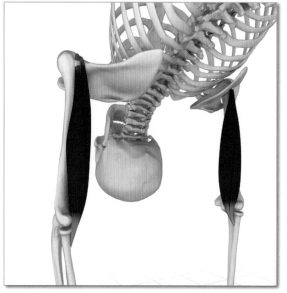

伸展

在前拉式中，肱二头肌伸展，而收缩肱三头肌和后三角肌能强化这个动作。

肱二头肌 4

动作与觉醒

在肩立式中,收缩肱二头肌屈曲手肘,并使前臂旋后、掌心向上。这个动作可以稳定背部,强化肱二头肌和肱肌。

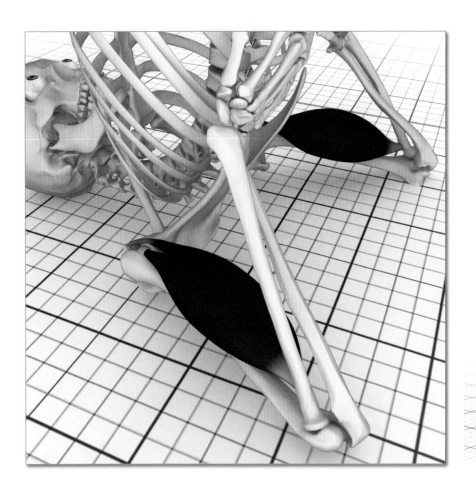

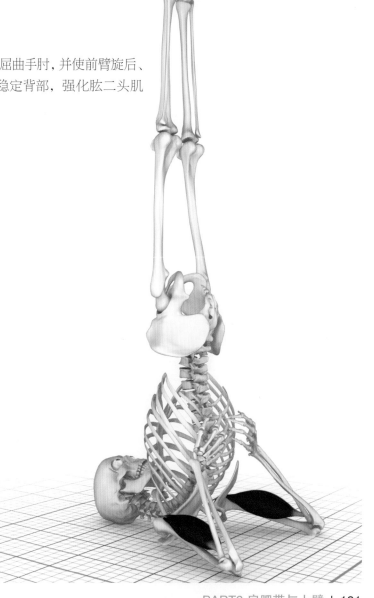

第21章 肱三头肌

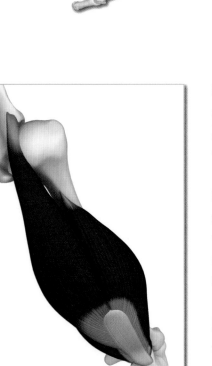

肱三头肌在手臂后侧呈现为一块有三个头的肌肉，包括外侧头、长头及内侧头。内侧及外侧短头起于肱骨，长头起于肩胛窝的下缘。三个头并合成一条远程的肌腱，终止于尺骨（前臂两根长骨之一）的鹰嘴突。

收缩肱三头肌能延展手肘，比如下犬式。前臂固定不动、收缩长头，能使肩胛骨向上转动。这种转动会增加肱骨和肩胛窝的接触面，稳定肩关节。肱三头肌的收缩也能使肩峰突向内移动，与肱骨保持距离，避免肱骨上的肩峰遭到夹击。这样一来，在做后弯动作和下犬式时，就能保护肩旋转肌群。

肱三头肌收缩会伸展手肘，消除手肘小脉轮的滞碍不通。如果肱三头肌无力，则会限制手臂各种平衡动作的完成。

肱三头肌 1

起端

· 外侧头：肱骨的背面上半。

· 内侧头：肱骨后方的桡神经沟远程。

· 长头：肩胛骨的盂下结节（在腋下处）。

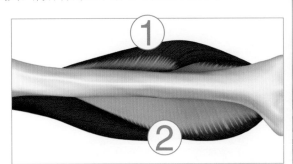

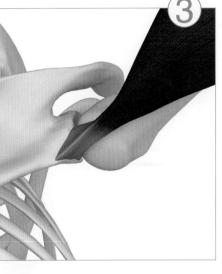

止端

终止于尺骨鹰嘴突的背面（后视图）。

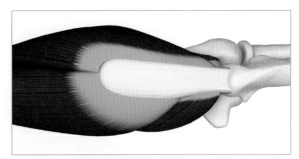

神经分布与脉轮

· 桡神经（第七和第八颈神经）。

· 图中发亮部位：第五脉轮。

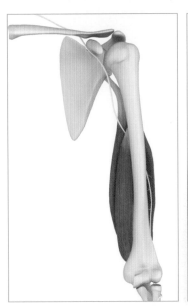

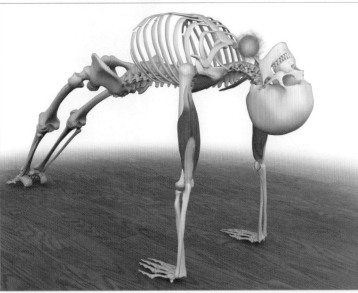

肱三头肌 2

拮抗肌

肱二头肌和前三角肌。

协同肌

背阔肌和后三角肌。

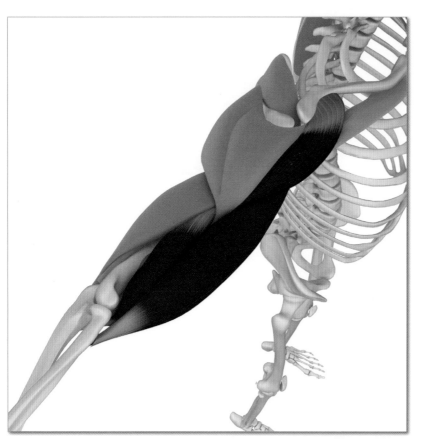
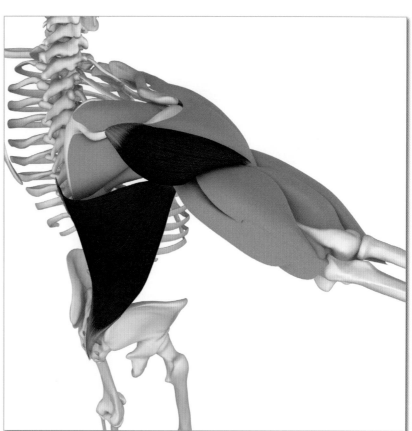

肱三头肌 3

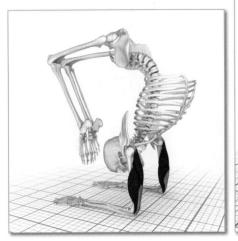

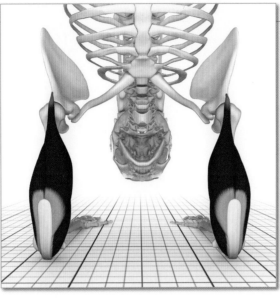

收缩

在做蝎子式及孔雀式等其他类似的体位时，收缩肱三头肌，能稳定上臂和肩膀。

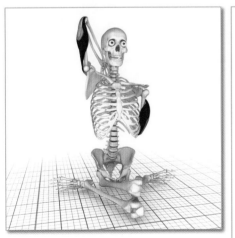

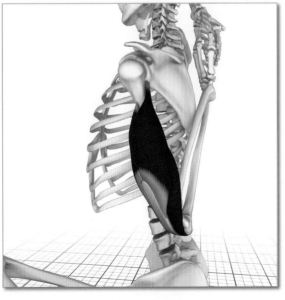

伸展

在做牛面式第二式时，可以伸展双臂的三头肌。

肱三头肌 4

动作与觉醒

· 在做上轮式时，肱三头肌收缩，手肘往外伸展。

· 肱三头肌的长头使肩胛骨向上转动，增加肱骨头和肩关节盂的接触面。如此一来，就能避免肩峰上的肱骨受到夹击。

· 在上犬式中，肱三头肌收缩，手肘往外伸展。这个动作所产生的力量能够辅助膝关节伸展，拉直腘旁肌。

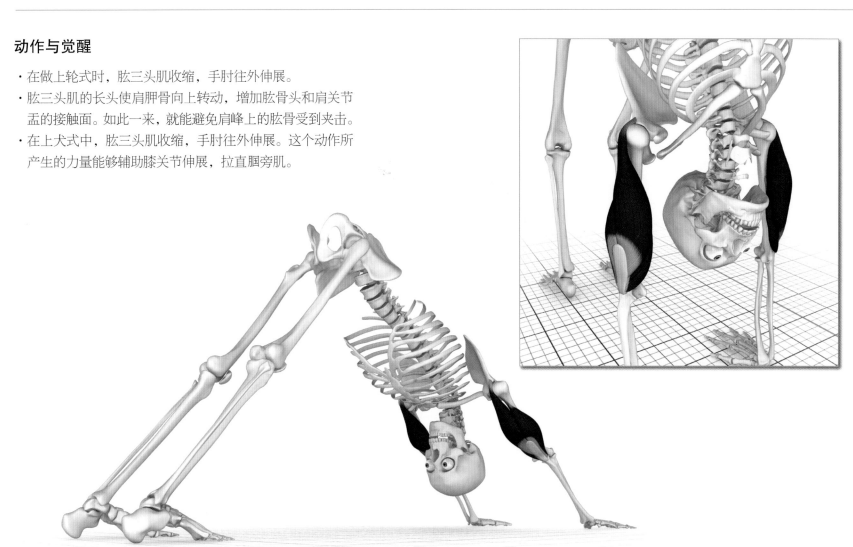

小测试1：考考你的解剖学知识

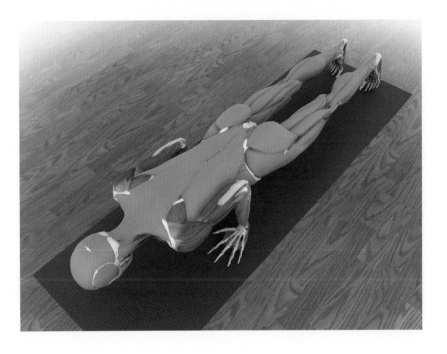

1 _____
2 _____
3 _____
4 _____
5 _____
6 _____

1 _____
2 _____
3 _____
4 _____

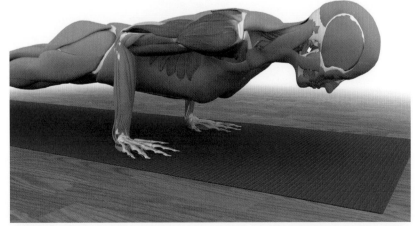

答案请参见 www.BandhaYoga.com

小测试 2：考考你的解剖学知识

1 _____

2 _____

3 _____

4 _____

5 _____

6 _____

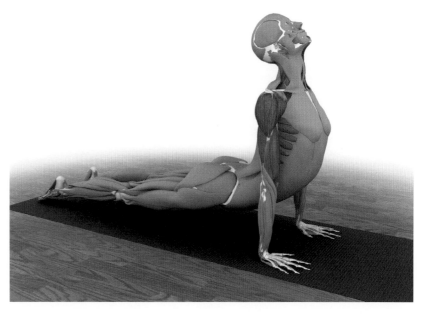

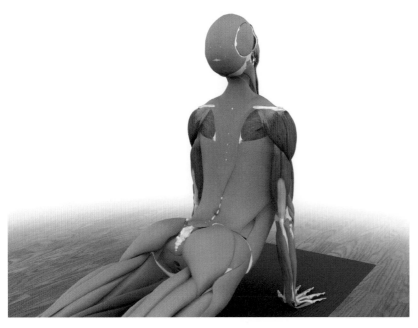

1 _____

2 _____

3 _____

4 _____

5 _____

答案请参见 www.BandhaYoga.com

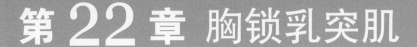

胸锁乳突肌是一块双头的带状肌肉，分别位于颈部前方两侧，起于胸骨和锁骨，止于颅骨（耳朵后方的乳突处）。

胸锁乳突肌负责头颈各方向的运动，当头部固定不动时，收缩胸锁乳突肌会提高胸腔；当头部自由转动时，胸锁乳突肌能够使颈部弯曲向前。收缩其中一侧的胸锁乳突肌，会让头部往一侧倾斜，并伸展另一侧的肌肉。例如转动头部向右看时，左边的胸锁乳突肌就会被拉紧，练习可以摸到这条肌肉。

这条肌肉对于练习"扣胸锁印"的呼吸法（见 217 页）很重要，它能够锁住肌肉，让胸腔在深呼吸时可以抬高。如果胸锁乳突肌太过僵紧，在练习三角式或前拉式等体位时，会限制头部的转动幅度和肌肉延展的程度。

胸锁乳突肌 1

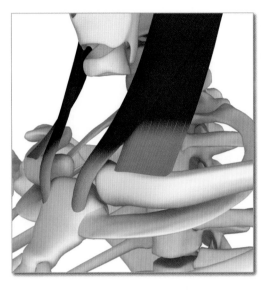

起端

胸骨柄及锁骨内侧。

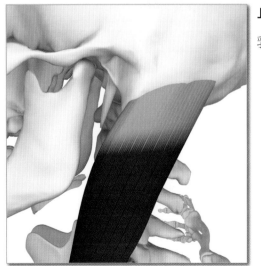

止端

乳突。

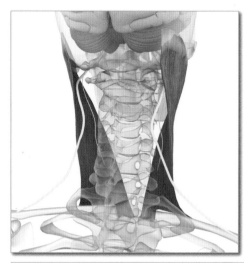

神经分布与脉轮

· 脊髓副神经（第十一对
  脑神经及第二、第三对
  颈神经）。

· 图中发亮部位：第五脉轮。

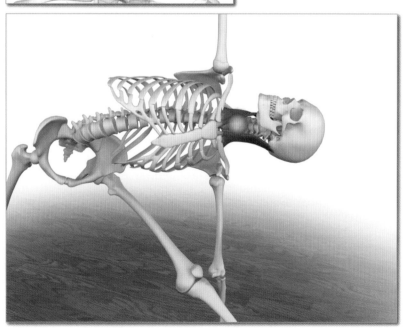

胸锁乳突肌 2

拮抗肌

斜方肌、颈背肌肉。

协同肌

胸骨甲状肌及斜角肌。

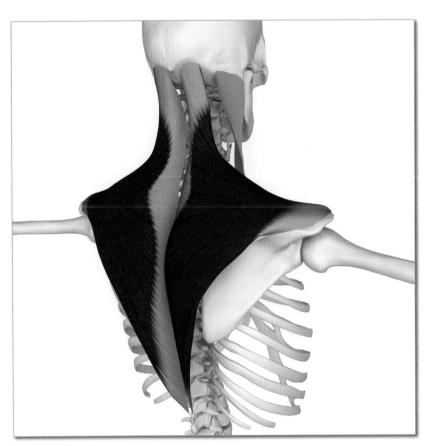

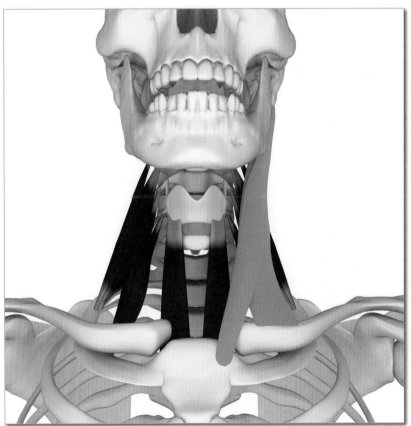

胸锁乳突肌 3

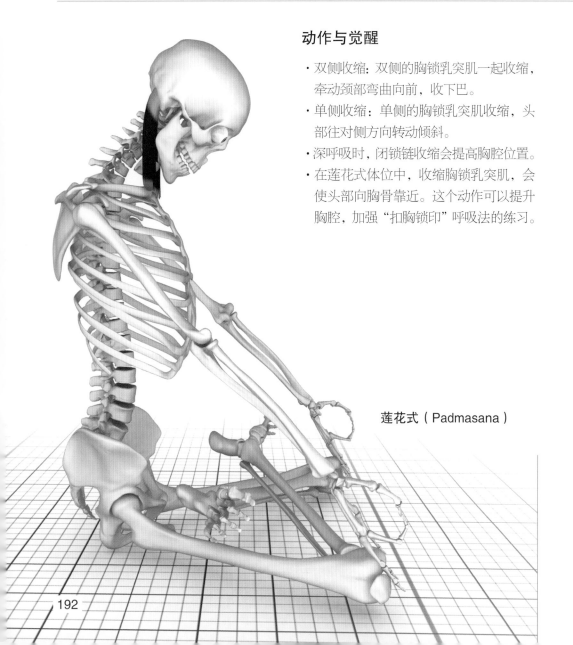

动作与觉醒

- 双侧收缩：双侧的胸锁乳突肌一起收缩，牵动颈部弯曲向前，收下巴。
- 单侧收缩：单侧的胸锁乳突肌收缩，头部往对侧方向转动倾斜。
- 深呼吸时，闭锁链收缩会提高胸腔位置。
- 在莲花式体位中，收缩胸锁乳突肌，会使头部向胸骨靠近。这个动作可以提升胸腔，加强"扣胸锁印"呼吸法的练习。

莲花式（Padmasana）

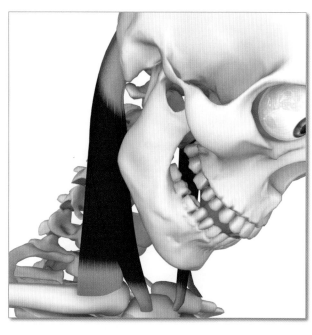

胸锁乳突肌 4

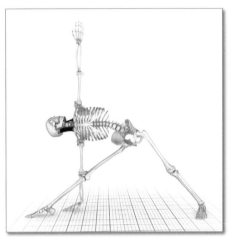

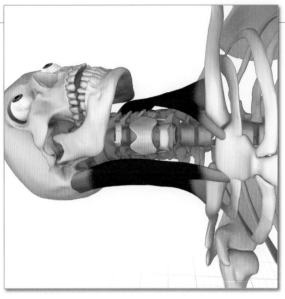

收缩

在三角式中，收缩下部的胸锁乳突肌，可以拉长上部的胸锁乳突肌并转动头部。

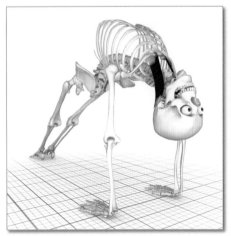

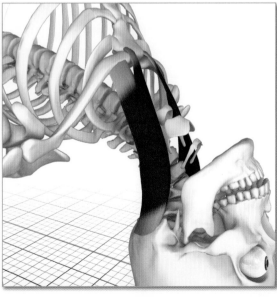

伸展

在前拉式中，收缩颈背肌肉和斜方肌的上部，可以伸展颈部两侧的胸锁乳突肌。

Part

4 | 四肢的其他部位

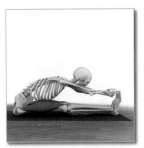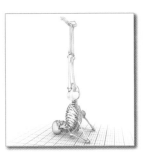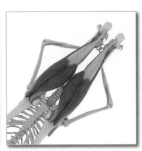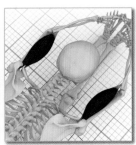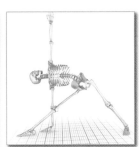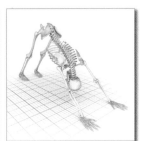

第23章 小腿与足部

小腿和双足是完成许多瑜伽体位的基本部位，了解这些部位的主要肌肉群十分重要。此外，因为这些肌肉群位于腿部的次要脉轮，锻炼它们对强化第一和第二脉轮也有很大的帮助。

为了便于了解小腿与双足的肌肉，本章按功能性来划分肌肉部位，而其中最主要的功能包括屈曲、延展、外翻及内翻足部。足部的肌肉，可分为伸趾及屈趾两类，右图将一一显示产生这些动作的主要肌肉群。

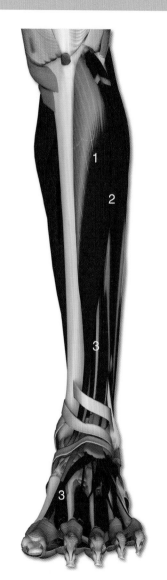

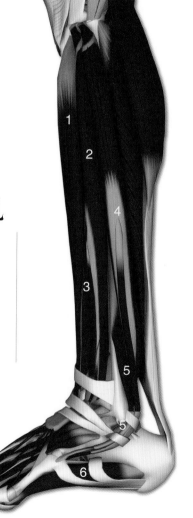

足部的伸肌

1 胫前肌

2 趾长伸肌

3 拇长伸肌

4 腓骨长肌

5 腓骨短肌

6 外展小趾肌

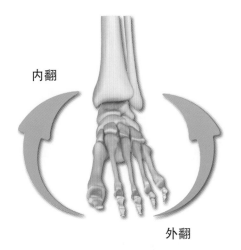

内翻

外翻

延展（背屈）

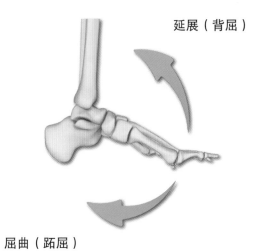

屈曲（跖屈）

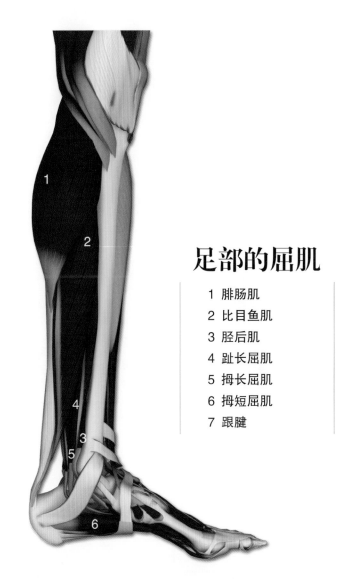

足部的屈肌

1 腓肠肌

2 比目鱼肌

3 胫后肌

4 趾长屈肌

5 拇长屈肌

6 拇短屈肌

7 跟腱

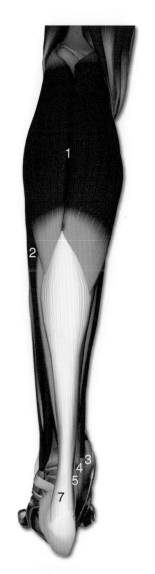

足部动作

外翻

肩立式（Sarvangasana）

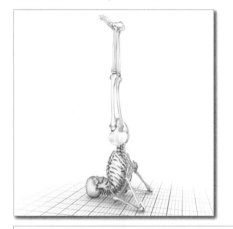

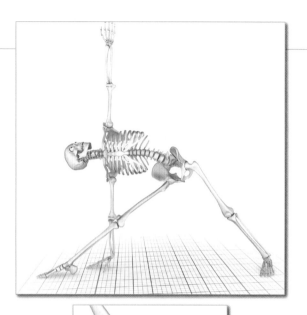

跖屈

前拉式（Purvottanasana）

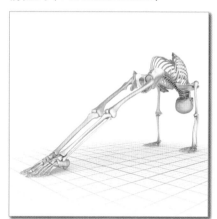

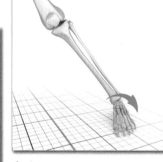

内翻

三角式（Utthita Trikonasana）

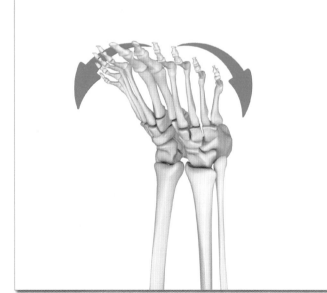

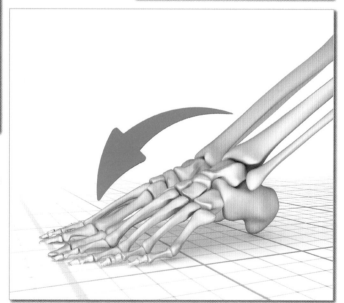

小腿肌肉：腓肠肌

腓肠肌位于小腿后面的表层，呈梭子形，有内侧及外侧两个头，起于股骨髁的背面，下行后与比目鱼肌并合成跟腱，止于跟骨。腓肠肌最主要的功能是协助比目鱼肌做脚掌屈曲（即踮脚尖）的动作，并协助大腿肌肉做膝盖弯曲的动作。走路时，当后脚蹬起时，可以弯曲膝盖，让身体向前。

和腘旁肌一样，如果腓肠肌僵紧，也会限制膝关节的伸展。训练腓肠肌的伸展幅度，可以在膝盖打直时让身体尽量前弯。比如坐姿前弯式可让腓肠肌拉伸到最大的长度，再用双手把脚趾往身体方向拉（跖屈动作，脚掌不要弯曲）。这个动作维持几秒后，再伸展膝盖，将双脚往前拉动。

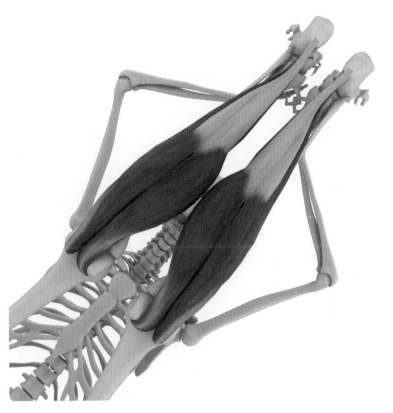

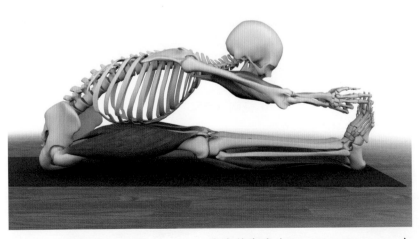

坐姿前弯式（Paschimottanasana）

从后视图中，可以看出腓肠肌这个双关节肌肉的特性：起于股骨髁，跨越过膝盖后，经过阿基里斯腱，终止于跟骨。

从坐姿前弯式的体位可以看出，收缩股四头肌可以延展腓肠肌、伸展膝关节。完成这个动作可用双手帮助背屈脚踝（脚底板往上翘，朝向身体方向）。

第24章 前臂与手部

在瑜伽的各式体位中，前臂和手部的肌肉可以串连上半身与下半身，
在平衡和倒立的姿势中维持身体的稳定。此外，位于手部的次要脉轮
会增强第四和第五脉轮。为了便于了解前臂和手部的肌肉，本章以功
能性来划分肌肉，前臂与手部肌肉的最主要功能包括屈曲及延展手腕，
还有手部和手指的精细动作。

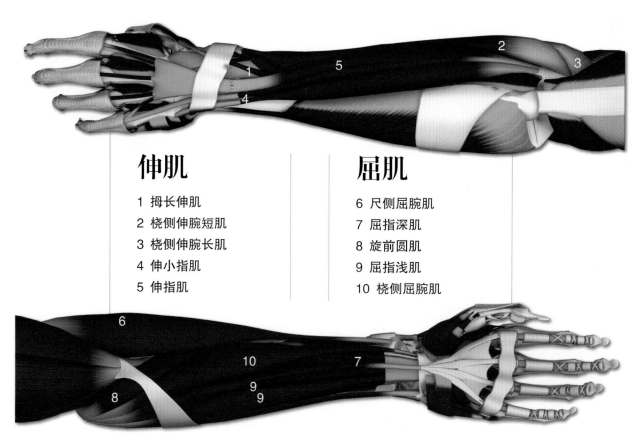

伸肌

1 拇长伸肌

2 桡侧伸腕短肌

3 桡侧伸腕长肌

4 伸小指肌

5 伸指肌

屈肌

6 尺侧屈腕肌

7 屈指深肌

8 旋前圆肌

9 屈指浅肌

10 桡侧屈腕肌

动作1

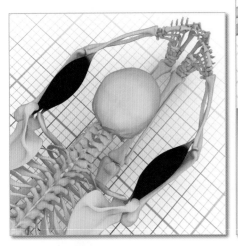

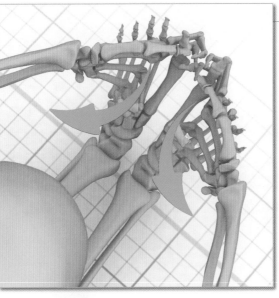

屈曲

练习前弯的瑜伽动作时，屈曲手指、手腕及前臂来捉住双脚，可以让身体的前弯姿势更到位。

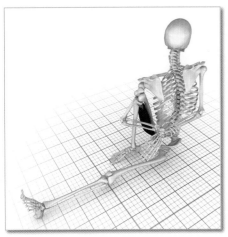

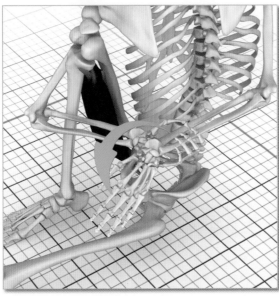

延展

练习扭转身体的动作时，可延展手腕形成扣锁，用以固定身体姿势。

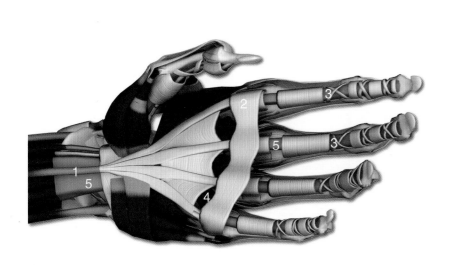

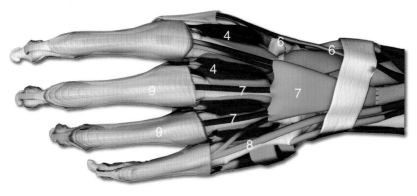

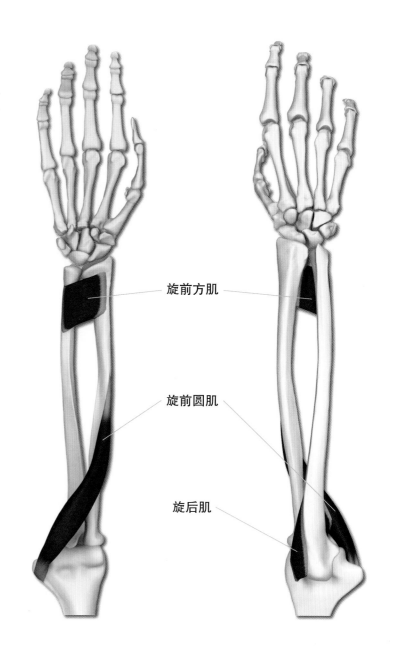

1 掌长肌

2 掌弓

3 屈指深肌

4 掌内肌群

（内收肌和外展肌）

5 屈指浅肌

6 伸拇肌和外展拇肌

7 伸指肌

8 伸小指肌

9 指腱鞘

旋前方肌

旋前圆肌

旋后肌

动作2

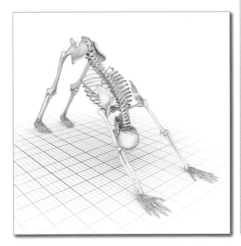

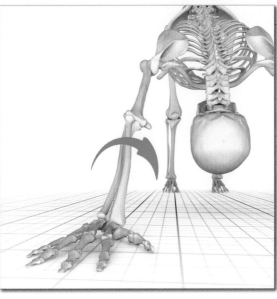

俯转

（手掌向下）

收缩前臂的旋前圆肌和旋前方肌，使掌心向下翻转。

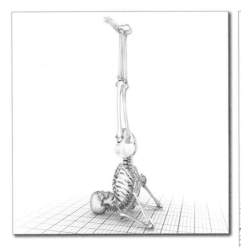

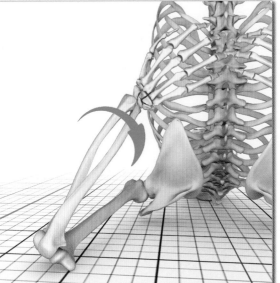

仰转

（手掌向上）

收缩肱二头肌和旋后肌，使掌心向上翻转。

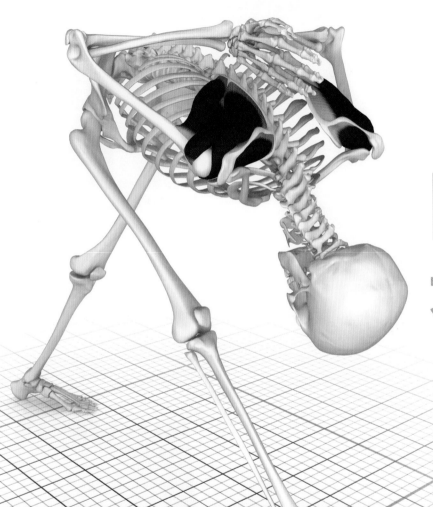

筋膜系统

筋膜是连络关节和肌肉的结缔组织，它在肌肉与肌肉之间形成一个空间，方便清除身体的代谢物质。这样的结缔组织鞘包覆着各个不同的肌肉和器官，并将它们分隔开来。一层薄薄的体液覆盖在结缔组织鞘上面，帮助肌肉在邻近的脏器间来回滑动。解剖时，可以看到肌肉和器官的这层体液泛着光泽。

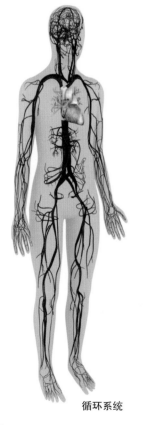

循环系统

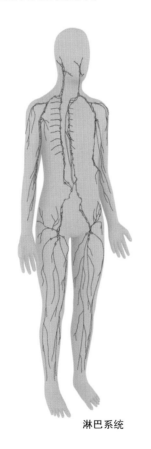

淋巴系统

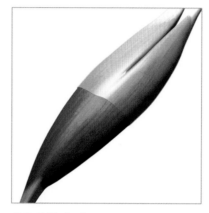

筋膜层

筋膜是贯穿身体的一层结缔组织，人体的每一块肌肉都有肌筋膜包覆着，肌肉与肌肉之间形成的空间中有血管、神经及淋巴分布，它们都在结缔组织鞘之中。

血管和淋巴管的瓣膜是单向瓣膜，可以让体液流往其中较大的血管和淋巴管，以防止体液倒流。血管和淋巴液中的毒素被运送到淋巴结和肝脏等器官后，再排出体外。

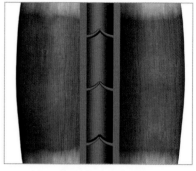

单向瓣膜系统

按摩能够刺激神经，从而促进筋膜和内脏的体液流动。做瑜伽时，通过肌肉的收缩和放松，在神经传导和体液运送上也可以达到与按摩近似的效果。而肌肉的辅助作用，能够推动体液在单向瓣膜系统中流动，形成淋巴循环系统。

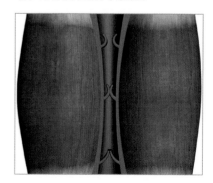

筋膜

筋膜层是一层薄网状的结缔组织，包覆着器官和肌肉。感觉神经就位于各个筋膜层中，通过练习瑜伽体位，可以伸展筋膜从而刺激筋膜层中的感觉神经。做瑜伽时，可以通过刺激神经，释放情感和能量。

右图是上犬式体位，从图中可以看到筋膜层的运作。

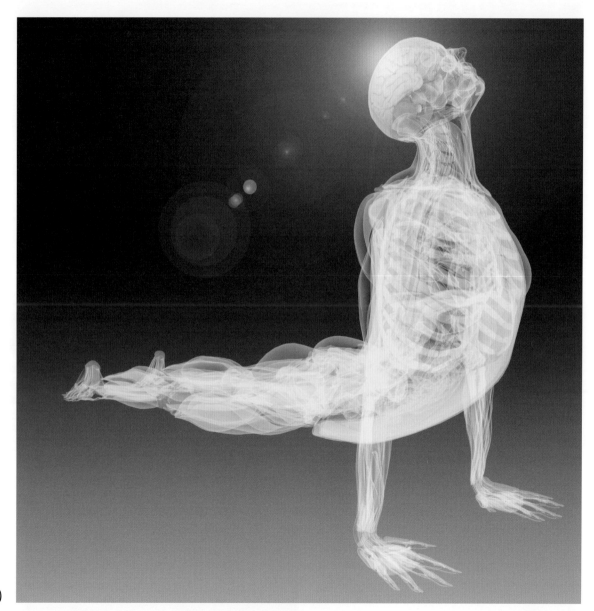

上犬式（Urdhva Mukha Svanasana）

呼吸连结

为了生存，人类的大脑已经演化得十分精密。就脑干来说，其精确度远远超出了人类的思想意识所理解的范畴。巨大的本能的、直觉的力量储存在大脑的这个区域。在哈达瑜伽中，可以通过呼吸技巧来连结（yoke）[①]意识与本能的力量。

呼吸的方法很重要，运动员和武术练习者通过计算用力呼气的时间点来利用呼吸的原始力量；而瑜伽修行者则通过协调呼吸的节奏与体位动作，配合腹式扩张的深呼吸，让瑜伽艺术更完善。调息法（pranayama）是一种生命能量呼吸法，通过规律、深长的呼吸训练来配合瑜伽体位，强化呼吸的连结功能。

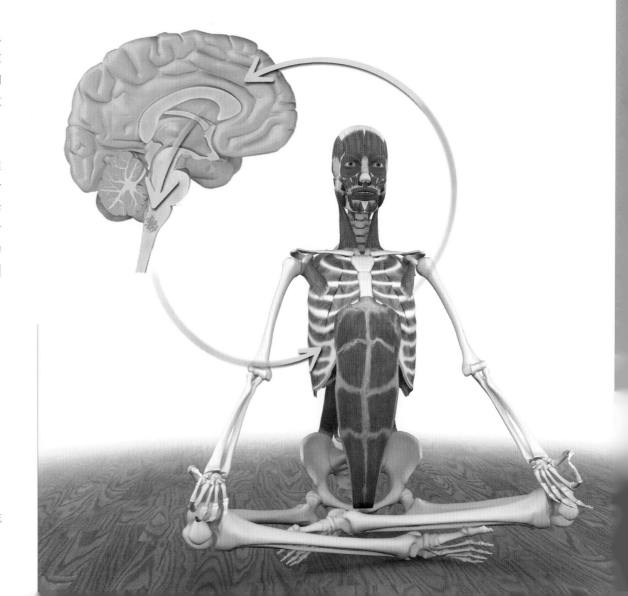

[①] Yoke 是 Yoga 的衍生字，意思是连结、结合，传统上瑜伽就是一种本我和永恒相结合的艺术。

208

吸气与呼气

横膈膜是呼吸时的原动肌，这是一块半圆形的薄肌肉，分隔开胸腔与腹腔。收缩横膈膜可以扩大胸腔，并产生负压，迫使外面的空气由气管进入肺部。此外，收缩横膈膜也能温和地按摩腹部器官。

横膈膜虽然是骨骼肌，但不同于其他骨骼肌，它由自律神经系统通过膈神经来支配控制，能够规律地收缩和放松，所以我们平常不会留意到横膈膜的运作与功能。

像调息法一类的瑜伽呼吸技巧，则需要用意识去收缩横膈膜、控制呼吸，借此让意识和潜意识能够连结在一起。

下面这两张图显示的就是横膈膜的收缩和放松。我们的肺部就像气球一样具有弹性，当横膈膜收缩时会跟着扩张吸气；在横膈膜放松时，气体因肺部的弹性回缩而呼出，即为呼气。

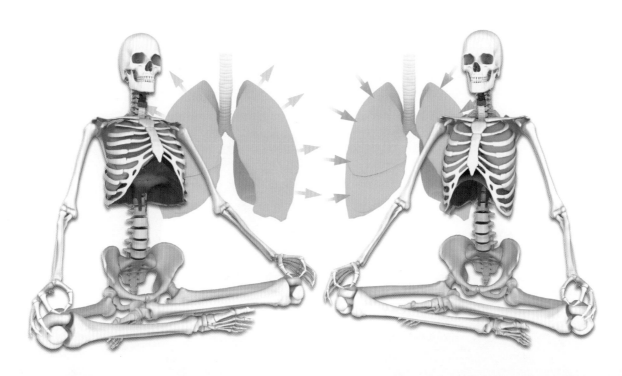

胜利呼吸法（Ujjayi）

当我们呼吸时，空气中的氧气会通过鼻腔、咽喉、气管而进入肺部；在与血液接触后，血液会吸收氧气而排出二氧化碳。咽部及鼻腔是呼吸系统的重要组成部分，有布满毛细血管的黏膜；而鼻窦是个空腔，可以制造"乱流"，增加空气与黏膜的接触面积，让进入鼻腔的空气变得温暖、湿润，从而得到过滤。

声门位于咽部和鼻腔下方，是两条声带中间的空隙。声门的开关可以调节空气进入下呼吸道的流量，而声门的开关通常是无意识的动作。

瑜伽呼吸技巧，就是练习用意识去调节进入声门的气流。以滚胃（Nauli）这种腹部滚动按摩法为例，我们会关上声门，收缩横膈膜来制造负压，带动腹部器官向上，而不是单纯通过气管呼吸。

如果我们能用意识去操控声门的大小，就可让空气在通过鼻腔及咽腔时增加气流扰动，借此让鼻黏膜提高空气的温度，这就是胜利呼吸法的主要目的。练习胜利呼吸法时，要先深深吸气，让肺部充满氧气后屏住呼吸一阵子再吐气。吸气和吐气的过程中，都要让空气接触到声门。练习时，喉咙位置会不断发出声音，听起来很像是火焰跳动的声音。胜利呼吸法是调息法或火焰呼吸法（Breath of Fire）的基础。

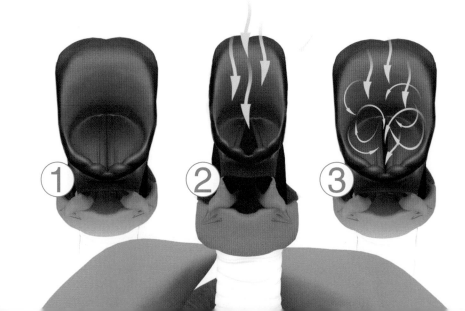

呼吸辅助肌

运用呼吸辅助肌可以扩大肺活量，增加空气流过呼吸道时的气流扰动。正常呼吸时，我们通常不会意识到呼吸辅助肌，但若能唤醒并有意识地收缩这些肌肉，就能控制它们的活动，创造神奇的效果。在接下来几页的图示中，将以完美式、勇士式第二式、山式及站立前弯式等瑜伽体位来说明在呼吸过程中如何运用呼吸辅助肌。

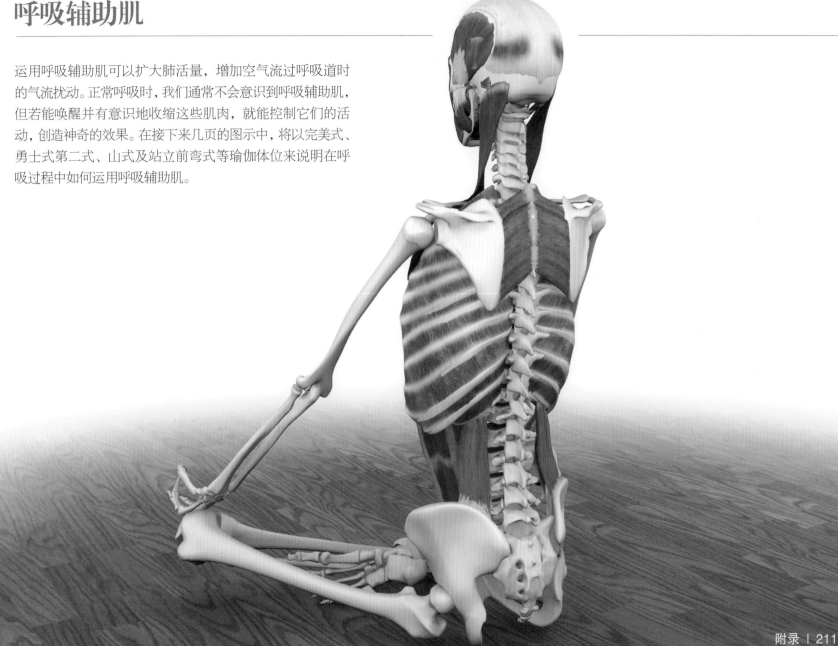

呼吸辅助肌的锻炼

肩胛骨向内往身体中线移动，可以锻炼呼吸辅助肌。维持这个姿势，再收缩胸小肌（呼吸辅助肌之一），向前转动肩膀。这个闭锁链收缩可以提高和扩展下胸腔，增加肺的容积。

从完美式开始练习这个技巧，然后再将它运用到其他的瑜伽体位，例如在可以压缩胸腔容量的扭转姿势中也可运用这个技巧。

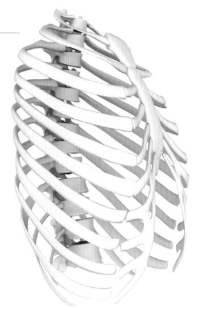

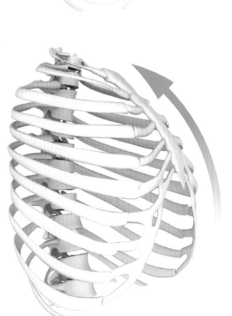

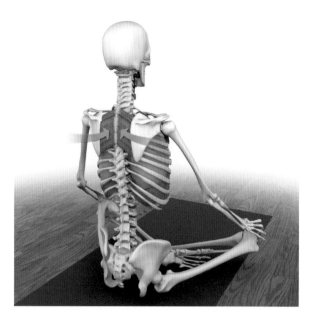

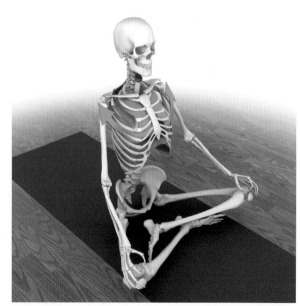

1. 收缩竖脊肌和腰方肌来拉直后背，这个姿势可以让胸腔的后侧往下移动。

2. 缓缓地收缩腹直肌来平衡这个动作，让胸腔的前侧往下移动，压缩横膈膜下方的腹部器官，增强腹直肌的收缩以强化腹直肌。

3. 收缩菱形肌，使身体两边的肩胛骨往中间靠拢，这个动作可以扩展前胸腔。

4. 持续收缩菱形肌，同时收缩胸小肌和胸锁乳突肌，多多练习可以让胸腔像风箱一样被提高和扩展。

最后是这整套呼吸辅助肌锻炼的收尾动作：双手下压两边的膝盖，通过收缩背阔肌让胸腔完全展开。

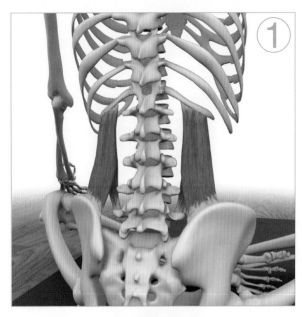

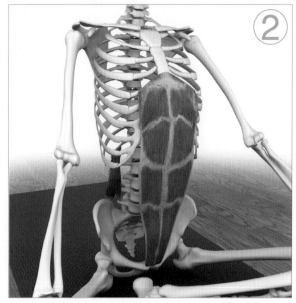

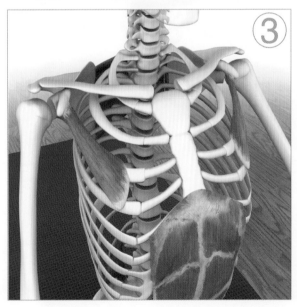

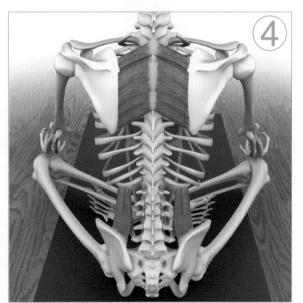

呼气

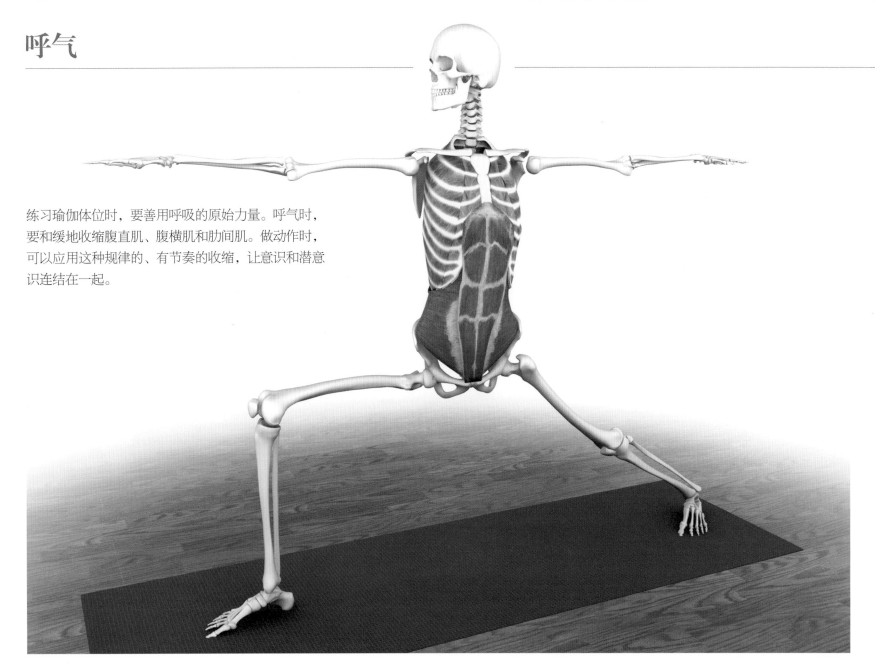

练习瑜伽体位时，要善用呼吸的原始力量。呼气时，
要和缓地收缩腹直肌、腹横肌和肋间肌。做动作时，
可以应用这种规律的、有节奏的收缩，让意识和潜意
识连结在一起。

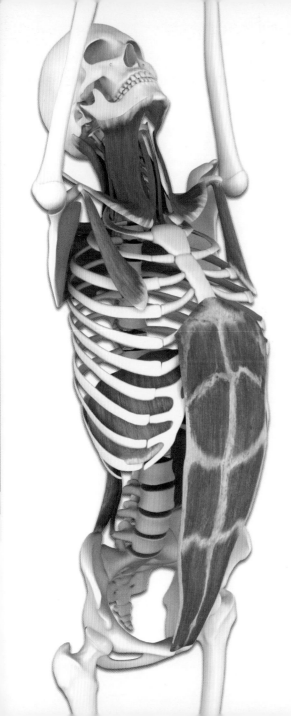

呼吸辅助肌的协同作用

经常训练呼吸辅助肌，才能在做瑜伽时让它们一起协同作用，从而扩张和收缩胸腔。

吸气时，收缩不同组合的呼吸辅助肌可以增加肺活量，比如菱形肌与胸小肌，或是腹直肌与腰方肌（本页图示为山式）。

呼气时，收缩腹直肌、腹横肌和肋间肌，可将肺部残留的空气全部呼出。

锻炼呼吸辅助肌，对练习瑜伽非常有用。但是千万不要操之过急，开始时收缩要和缓，再慢慢增加练习强度，练习过程中要非常小心。千万不要勉强自己练习任何瑜伽技巧，尤其是呼吸法。练习时全程都要小心，最好有瑜伽老师在一旁指导。

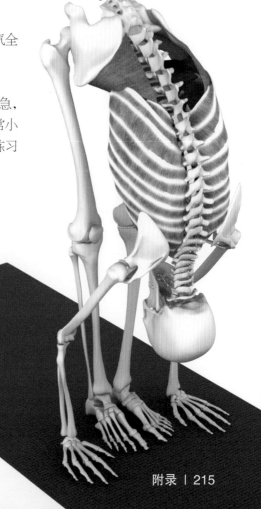

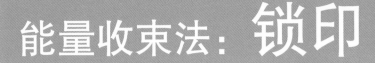

能量收束法：锁印

锁印是梵文 **Bandhas** 的中文译法，原意是把持或锁住，是一种能量收束法，通过特别的姿势来保存生命能量，可以运用到整个身体。只要结合拮抗肌就能形成"封锁"效果，刺激神经传导并强化脉轮能量。

根部锁印

根部锁印（Mula Bandha）是一种会阴部位的能量收束法，通过收缩骨盆底的肌肉来提高并紧实膀胱和生殖器等骨盆器官。通过收缩相关的肌肉群，可以恢复髂腰肌等骨盆底肌肉的活力。练习时，要将注意力集中在第一脉轮。

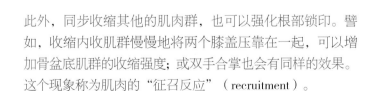

此外，同步收缩其他的肌肉群，也可以强化根部锁印。譬如，收缩内收肌群慢慢地将两个膝盖压靠在一起，可以增加骨盆底肌群的收缩强度；或双手合掌也会有同样的效果。这个现象称为肌肉的"征召反应"（recruitment）。

216

脐锁法（吊胃式）

脐锁法（Udyana Bandha）又译为吊胃式，是一种收缩上腹部位肌群（大约位于胃部太阳神经丛的下方两寸，即横膈膜下方、肚脐以上的部位）的锻炼法；练习时，注意力要集中于第三脉轮。

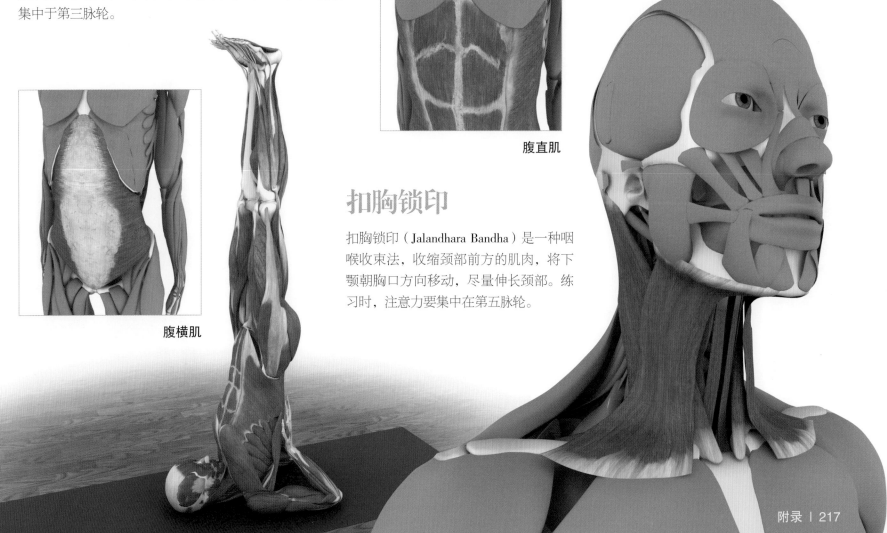

腹直肌

腹横肌

扣胸锁印

扣胸锁印（Jalandhara Bandha）是一种咽喉收束法，收缩颈部前方的肌肉，将下颚朝胸口方向移动，尽量伸长颈部。练习时，注意力要集中在第五脉轮。

能量中心：脉轮

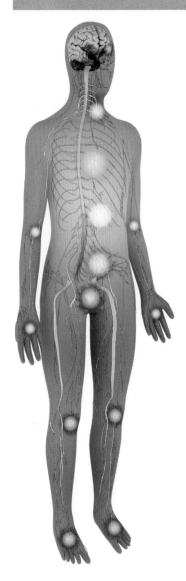

脉轮是微妙的身体能量中心，就像纸风车一样转动，发散着光谱的色彩，每个脉轮都有自己的振动频率，发出的光也不一样。我们的身体被这些有颜色的光环包围着，它使人和人、人和宇宙之间彼此连结。

人体里一共有七到八个主要脉轮，还有许多次要脉轮，分别位于身体神经汇集和电能(electrical activity)较高的地方，比如臂神经丛、荐神经丛(主要脉轮)，以及手肘和膝盖（次要脉轮）。

脉轮的能量流动会因为生命活动及自主神经系统的影响而受到阻塞，当负面事件发生时，我们总会习惯性地自我防卫，这时脉轮的能量就会受到阻塞。通过哈达瑜伽，我们可以清除脉轮阻塞，恢复脉轮的能量，刺激它们重新自由地转动。

灵量的觉醒（Kundalini awakening）意指"除去脉轮能量流动的障碍"，梵文Kundalini 也译为拙火。当内在或外在的精神导师唤醒了学生对自己潜能的觉知时，灵量就会觉醒并提升。虽然要唤醒灵量通常需要通过肢体接触，但仅通过眼睛的对视或只是灵性导师的现身，也有可能唤醒学生潜藏在内的灵量。这个过程称为"传功"（Shaktipata），意指"灵性能量的传递"。当人类的意识由双鱼世纪到水瓶世纪，再到二十一世纪的宝瓶世纪，会有越来越多人经历程度不同的灵量觉醒。灵量觉醒的净化过程有时非常激烈，就像是进入高压电区一样，事前做好准备非常重要。

而通过哈达瑜伽的练习与修持，不仅有助于唤醒内心的灵量，也能预先调整好身心状况。

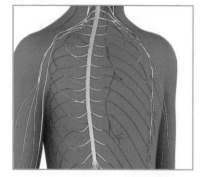

臂神经丛

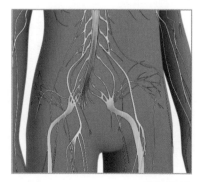

荐神经丛

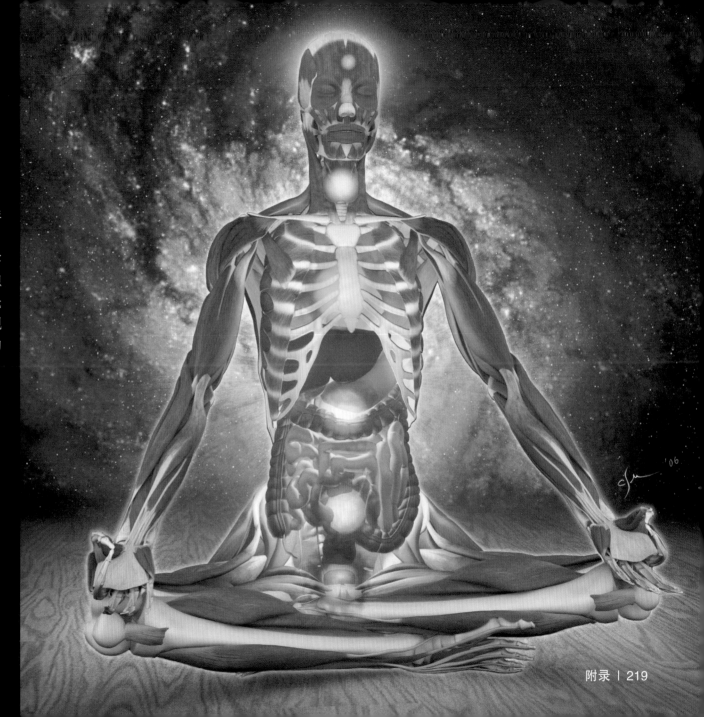

脉轮冥想

瑜伽可连结身体和心灵；而呼吸技巧则能接通意识和潜意识，通过脉轮冥想可以让我们与宇宙震动的能量连结。静坐冥想前不妨花点时间凝视这幅脉轮图像，静坐时就可在脑海中观想脉轮在你身上发出的细微的闪烁光芒。

肌肉骨骼系统

人体的肌肉与骨骼系统会交互作用从而产生动作，只要平衡整个肌肉骨骼系统的作用力，收缩、放松或伸展合适的肌群，骨骼便能得到自动的校正。经常练习瑜伽，也有助于平衡整个肌肉骨骼系统。

下图是低弓箭式，从图中可以看出肌群结合运作的顺序。

1. 低弓箭式预备动作，准备伸展髂腰肌。

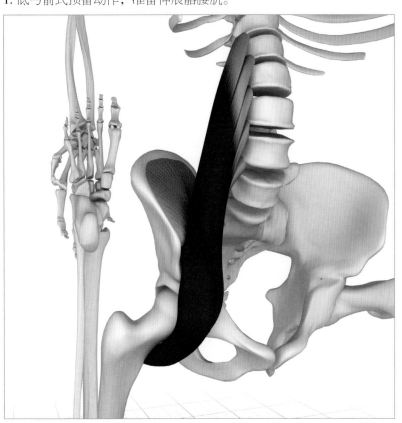

2. 收缩前脚大腿后侧的腘旁肌，拉大弓步，强化髂腰肌的伸展。

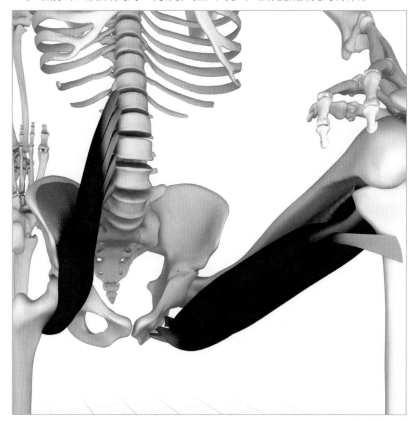

3. 收缩后方手臂的肱二头肌，弯曲后脚膝盖，进一步强化髂腰肌的伸展（也可以拉伸股四头肌）。

4. 收缩前方手臂的肱三头肌，拉直手臂、抬高胸部。这个动作可以伸展腹直肌，牵引骨盆向后，完成髂腰肌的拉伸。

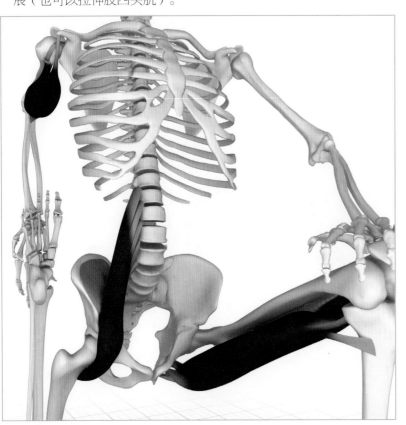

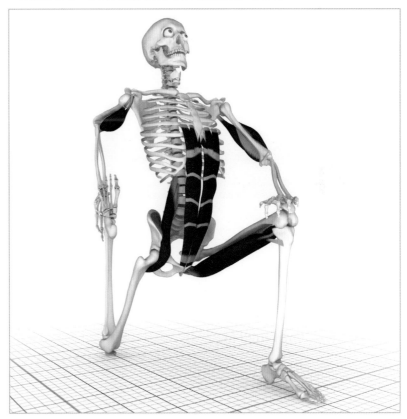

下犬式练习要领

1. 下图是做下犬式动作时，大腿后侧的腘旁肌过于僵紧而造成的情况。因为腘旁肌的拉扯，导致骨盆后倾，从而牵动腰骶部筋膜和背部肌肉，造成后背失去了原有的自然弧度。

2. 弯曲膝盖，放松腘旁肌和下背部。收缩髂腰肌让骨盆前倾，这个动作能恢复后背的自然弧度，使身躯往大腿的方向移动。

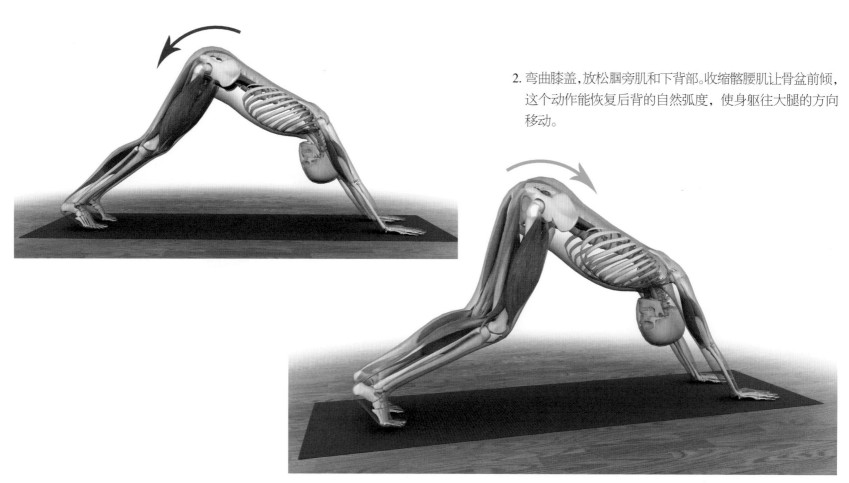

3. 收缩肱三头肌，撑直手肘。

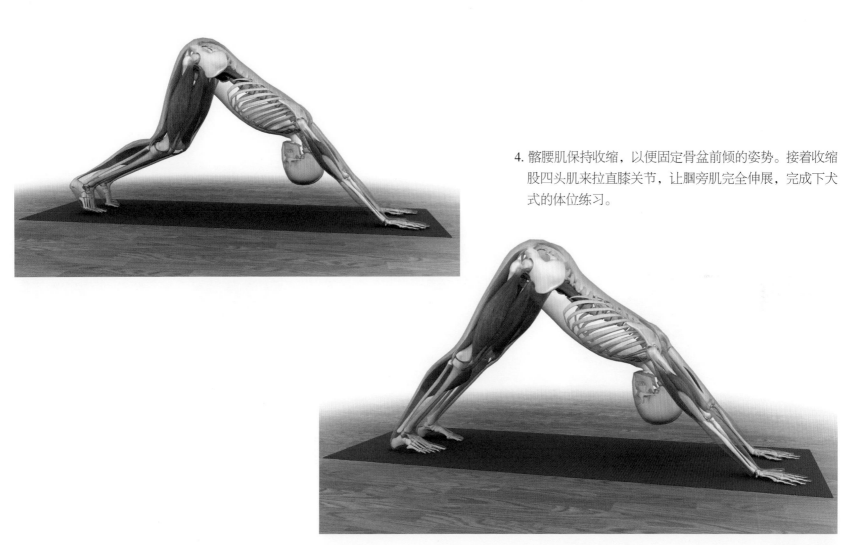

4. 髂腰肌保持收缩，以便固定骨盆前倾的姿势。接着收缩股四头肌来拉直膝关节，让腘旁肌完全伸展，完成下犬式的体位练习。

圆满的完美式

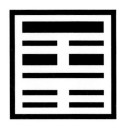

左图是《易经》的第五十二卦艮卦，其卦意是："艮为山，二山相重，喻静止。"对于瑜伽练习者来说，这是十分重要的教导。艮卦类似人体的脊柱，卦意说明了如何通过静止的练习来稳定骶骨到头颅之间的脊椎。

以下系列图示说明了如何按顺序运动不同的肌肉，从而达到优化完美式的目的。

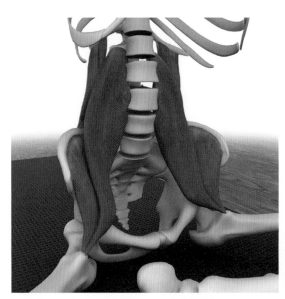

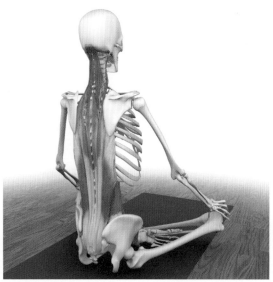

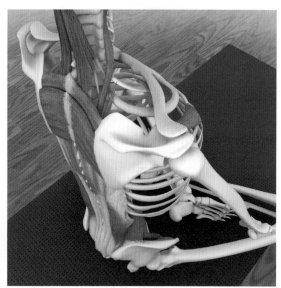

1. 收缩腰大肌和腰方肌以稳定腰骶椎，使骨盆触地。

2. 收缩竖脊肌以拉直脊椎，让能量向上流动。

3. 收缩菱形肌，让肩胛骨往身体中线靠拢，这个动作可以扩展胸部。胸小肌的闭锁链收缩会提高胸腔，让身体保持平衡稳定。

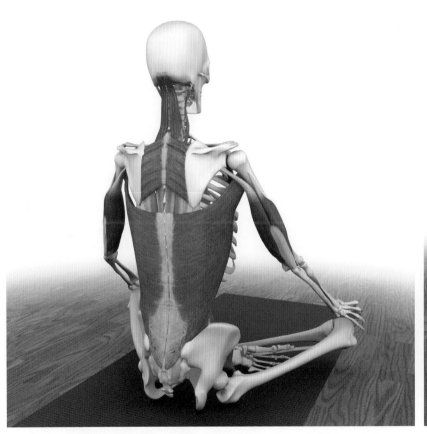

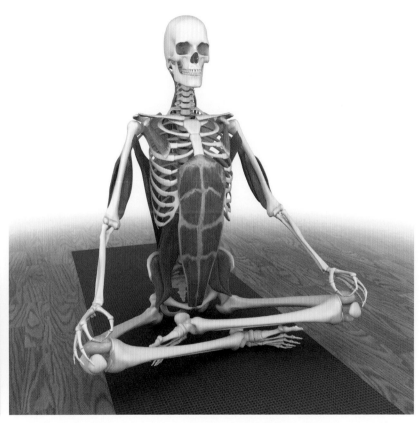

4. 收缩背阔肌，让胸腔扩展。慢慢收缩肱三头肌来提高脊椎，同时双手将膝盖往下压。

5. 最后再加上脐锁法（Udyana Bandha）来收束腹部的腹直肌，完成并平衡完美式的圆满坐姿。

瑜伽体位总整理

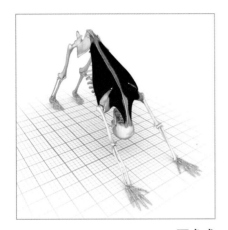

下犬式

（Adho Mukha Svanasana）

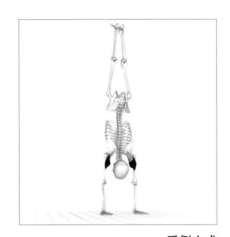

手倒立式

（Adho Mukha Vrksasana）

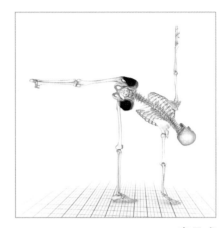

半月式

（Ardha Chandrasana）

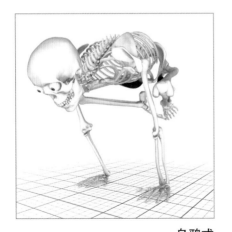

乌鸦式

（Bakasana）

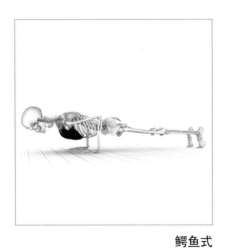

鳄鱼式

（Chaturanga Dandasana）

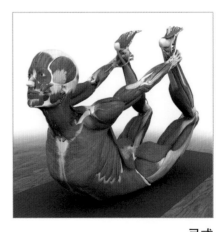

弓式

（Dhanurasana）

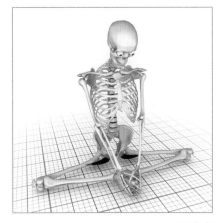

蝴蝶式

（Baddha Konasana）

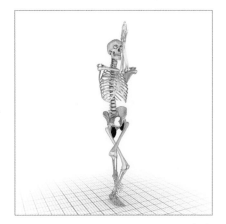

鹰式

（Garudasana）

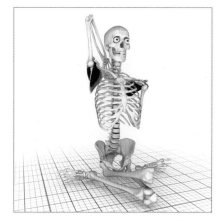

牛面式第二式

（Gomukhasana B）

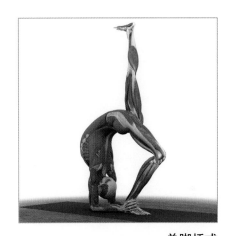

单脚桥式

（Eka Pada Viparita Dandasana）

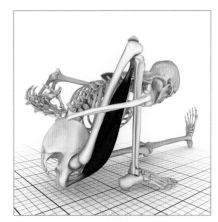

圣哲马里奇第一式

（Marichyasana I）

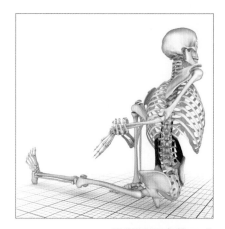

圣哲马里奇第三式

（Marichyasana III）

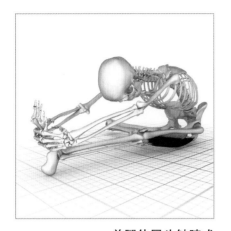

单腿伸展头触膝式

（Janu Sirsasana）

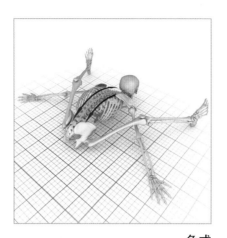

龟式

（Kurmasana）

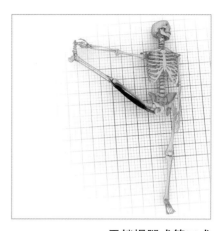

平躺提腿式第二式

（Supta Padangusthasana B）

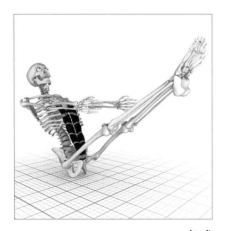

船式

（Navasana）

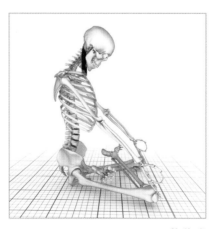

莲花式

（Padmasana）

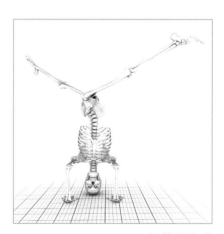

扭转倒立式

（Parivrttaikapada Sirasana）

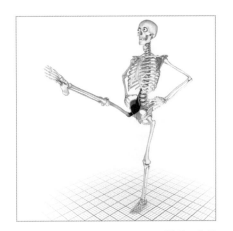

抬脚趾式

（Padangusthasana）

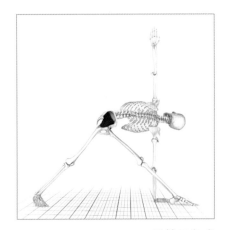

反转三角式

（Parivrtta Trikonasana）

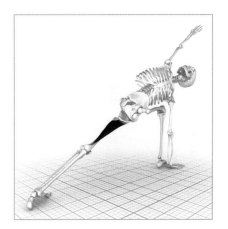

扭转侧三角式

（Parivrtta Parsvakonasana）

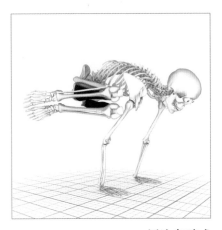

侧边乌鸦式

（Parsva Bakasana）

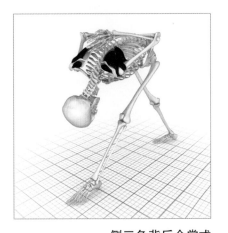

侧三角背后合掌式

（Parsvottanasana）

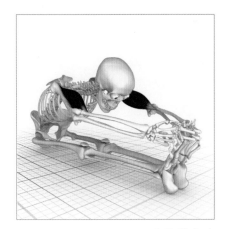

坐姿前弯式

（Paschimottanasana）

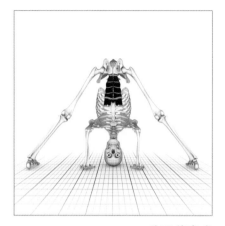

分腿前弯式
（ Prasarita Padottanasana ）

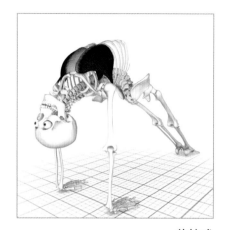

前拉式
（ Purvottanasana ）

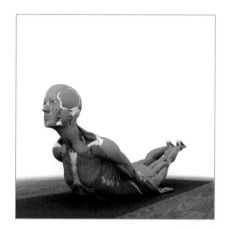

蝗虫式
（ Salabhasana ）

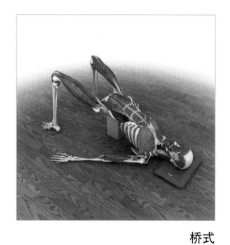

桥式
（ Setu Bandha Sarvangasana ）

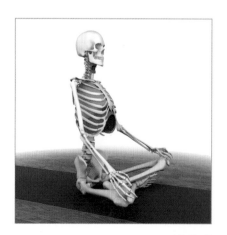

完美式
（ Siddhasana ）

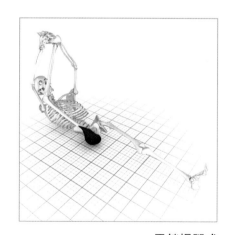

平躺提腿式
（ Supta Padangusthasana ）

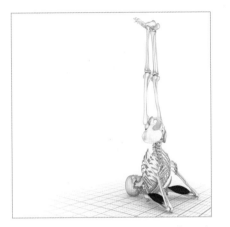

肩立式

（Sarvangasana）

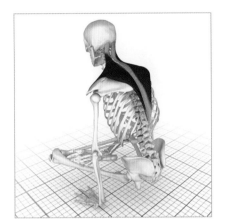

莲花支撑式

（Tolasana）

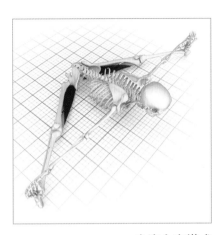

坐姿金字塔式

（Upavistha Konasana）

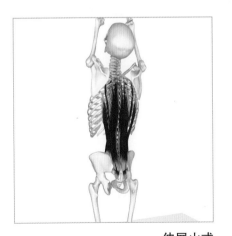

伸展山式

（Urdhva Hastasana）

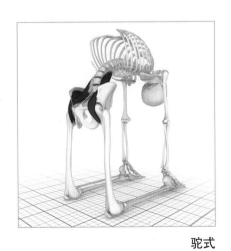

驼式

（Ustrasana）

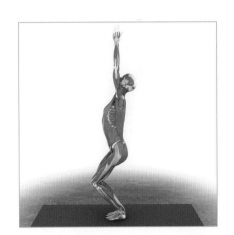

力量式

（Utkatasana）

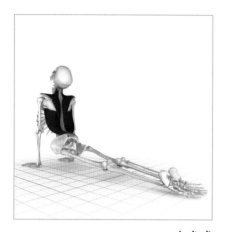

上犬式

（ Urdhva Mukha Svanasana ）

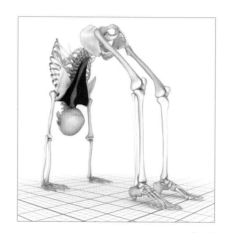

轮式

（ Urdhva Dhanurasana ）

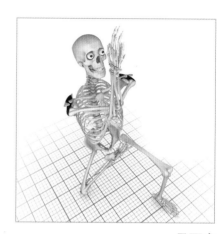

马面式

（ Vatayanasana ）

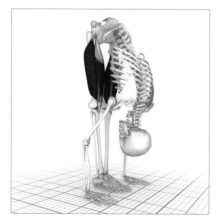

站立前弯式

（ Uttanasana ）

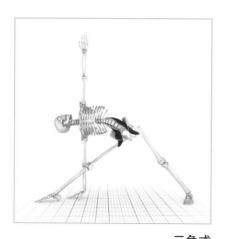

三角式

（ Utthita Trikonasana ）

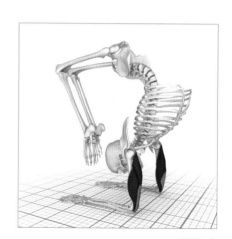

蝎子式

（ Vrschikasana ）

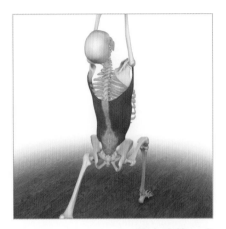

勇士式第一式

（Virabhadrasana Ⅰ）

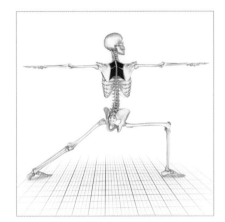

勇士式第二式

（Virabhadrasana Ⅱ）

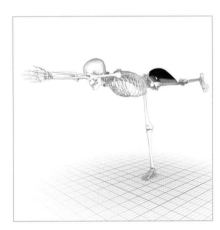

勇士式第三式

（Virabhadrasana Ⅲ）

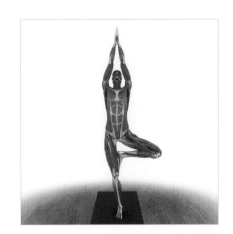

树式

（Vrksasana）

人体解剖学名词中英对照

二至三画

十字韧带 cruciate ligament

三角肌 deltoids

三角肌粗隆 deltoid tuberosity

下孖肌 inferior gemellus

下盂肱韧带 inferior glenohumeral ligament

上孖肌 superior gemellus

大结节 greater tuberosity

大菱形肌 rhomboid major

大圆肌 teres major

小结节 lesser tubercle

小菱形肌 rhomboid minor

小圆肌 teres minor

四至五画

中三角肌 middle deltoid

内上髁 medial epicondyle

内收大肌 adductor magnus

内收肌裂孔 adductor hiatus

内收长肌 adductor longus

内收短肌 adductor brevis

内髁 medial condyle

尺骨 ulna

尺侧屈腕肌 flexor carpi ulnaris

支配掌长肌 palmaris longus

比目鱼肌 soleus

半月板 menisus

半腱肌 semitendinosus

半膜肌 semimembranosus

外上髁 lateral epicondyle

外展小趾肌 abductor digiti minimi

外髁 lateral condyle

白线 linea alba

头半棘肌 semispinalis capitis

头夹肌 splenius capitis

六至七画

肋软骨 costal cartilages

肋间肌 intercostals

肌皮神经 musculocutaneous nerve

伸小指肌 extensor digiti minimi

伸指肌 ertensor digitorum

坐骨股韧带 ischiofemoral ligament

坐骨耻骨支 ischiopubic rami

坐骨神经 sciatic nerve

坐骨结节 ischial tuberosity

尾骨 coccyx

后三角肌 posterior deltoid

后下锯肌 serratus posterior inferior

闭孔内肌 obturator internus

闭孔神经 obturator nerve

韧带 ligament

肠股韧带 iliofemoral ligament

肠骨／髂骨 iliac bone

肠骨嵴 iliac crest

关节囊 joint capsule

八画

屈指浅肌 flexor digitorum superficialis

屈指深肌 flexor digitorum profundus

拇长屈肌 flexor hallucis longus

拇短屈肌 flexor pollicis brevis

盂下结节 infraglenoid tubercle

盂上结节 supraglenoid tubercle

盂肱韧带 glenohumeral ligament

盂肱关节 glenohumeral joint

肱二头肌 biceps

肱二头肌沟 bicipital groove

肱三头肌 triceps

肱肌 brachialis

肱骨 humerus

肱骨头 humeral head

股二头肌 biceps femoris

股中间肌 vastus intermedius

股内侧肌 astus medialis

股方肌 quadratus femoris

股四头肌 quadriceps

股外侧肌 astus lateralis

股直肌 rectus femoris

股神经 femoral nerve

股骨小转子 lesser trochanter

股骨粗线 linea aspera

股骨头 femoral head

股薄肌 gracilis

肩盂（肩臼窝）glenoid

肩胛下肌 subscapularis

肩胛下神经 subscapular nerve

肩胛胸廓关节 scapulothoracic joint

肩胛骨 scapula

肩胛骨喙突 coracoid process

肩胛带 shoulder girdle

肩胛提肌 levator scapulae

肩胛棘 scapula spine

肩峰 acromion

肩峰下滑液囊 subacromial bursa

肩峰突 acromion process

肩峰锁骨关节 acromioclavicular joint

肩带 shoulder girdle

肩韧带 shoulder ligament

肩锁韧带 acromioclavicular ligaments

肩锁关节 acromioclavicular joint

肩关节（盂肱关节） glenohumeral joint

阿基里斯腱（跟腱） achilles tendon

侧三角肌 lateral deltoid

荐脊神经 sacral spinal nerve
拇长伸肌 extensor hallucis longus

九画

前三角肌 anterior deltoid
前锯肌 serratus anterior
前纵韧带 anterior longitudinal ligament
前荐髂关节 anterior sacroiliac joint
指骨 phalanges
指腱鞘 digital sheaths
背肩胛神经 dorsal scapular nerve
背阔肌 latissimus dorsi
胫前肌 tibialis anterior
胫后肌 tibialis posterior
胫骨 tibia
胫骨平台 tibial plateau
剑突 xiphoid process
竖脊肌 erector spinae

十画

耻骨 pubis
耻骨肌 pectineus
耻骨肌线 pectineal line
耻骨联合 pubic symphysis
耻骨嵴 pubic crest
胸大肌 pectoralis major

胸小肌 pectoralis minor
胸半棘肌 semispinalis thoracis
胸骨 sternum
胸骨甲状肌 sterno-thyreoideus
胸腰筋膜 thoracolumbar fascia
胸锁乳突肌 sternocleidomastoid
胸锁关节 sternoclavicular joint
脊髓副神经 spinal accessory nerve
骨盆带 pelvic girdle
骨间膜 interosseous membrane
格蒂结节 Gerdy's tubercle
桡神经 radial nerve
桡神经沟 radial groove
桡骨 radius
桡骨头 radial head
桡侧伸腕长肌 extensor carpi radialis longus
桡侧伸腕短肌 extensor carpi radialis brevis
桡侧屈腕肌 flexor carpi radialis
颈半棘肌 semispinalis cervicis
颈最长肌 longissimus cervicis

十一画

斜方肌 trapezius
斜角肌 scaleni
旋前方肌 pronator quadratus
旋前圆肌 pronator teres

旋后肌 supinator

旋转肌群 / 旋转肌套 rotate cuff

梨状肌 piriformis

趾骨 phalanges

腓骨头 fibular head

胫骨粗隆 tibial tuberosity

趾长伸肌 extensor digitorum longus

趾长屈肌 flexor digitorum longus

十二画

最长肌 longissimus

喙肱肌 coracobrachialis

喙肩韧带 coracoacromial ligament

喙锁韧带 coracoclavicular ligament

掌骨 metacarpals

提肋肌 levatores costarum

提肩胛肌 levator scapulae

棘下肌 infraspinatus

棘下窝 infraspinous fossa

棘上肌 supraspinatus

棘上韧带 supraspinous ligament

棘肌 spinalis

棘突 spinous process

棘间肌 interspinalis

腓骨 fibula

腓骨长肌 peroneus longus

腓骨短肌 peroneus brevis

腓肠肌 gastrocnemius

腕骨 carpals

腋神经 axillary nerve

菱形肌 rhomboids

跗骨 tarsal bone

腘旁肌 hamstrings

腘斜韧带 oblique popliteal ligament

阔筋膜张肌 tensor fascia latae

锁骨 clavicle

跖骨 metatarsals

鹅足肌腱 pes anserine tendon

十三画

滑车 trochlea

腰大肌 psoas major

腰方肌 quadratus lumborum

腰骶椎 lumbosacral spine

腰骶部筋膜 lumbosacral fascia

腹内斜肌 internal oblique

腹外斜肌 external oblique

腹直肌 rectus abdominis

腹股沟韧带 inguinal ligament

腹横肌 transversus abdominis

十四至十六画

横向二头韧带 transverse bicipital ligament

横突 transverse process
横突间肌 intertransversarii
骶骨 sacrum
骶骨粗隆韧带 sacrotuberous ligaments
骶结节韧带 sacrotuberous ligament
骶髂韧带 sacroiliac ligament
骶髂关节 sacroiliac joint

十七至十八画

缝匠肌 sartorius
臀下神经 inferior gluteal nerve
臀大肌 gluteus maximus
臀中肌 gluteus medius
臀肌粗隆 gluteal tuberosity

十九画以上

髂肋肌 iliocostalis
髂肌 iliacus
髂前下棘 anterior inferior iliac spine
髂前上棘 anterior superior iliac spine

髂骨／肠骨 ilium
髂骨前上棘 anterior superior iliac spine
髂胫束 iliotibial band
髂腰肌 iliopsoas
髂腹下神经 iliohypogastric nerve
髂腹股沟神经 ilioinguinal nerve
髂腹股沟韧带 ilioinguinal ligament
鹰嘴 olecranon
鹰嘴突 olecranon process
髌骨 patella
髌腱／髌骨韧带 patellar tendon
髋臼 acetabulum

哈达瑜伽体位名称中英对照

二至四画

力量式 Utkatasana
三角式 Utthita Trikonasana
下犬式 Adho Mukha Svanasana
上犬式 Urdhva Mukha Svanasana
山式 Tadasana
弓式 Dhanurasana
分腿前弯式 Prasarita Padottanasana
反转三角式 Parivrtta Trikonasana
孔雀式 Pincha Mayurasana .
手倒立式 Adho Mukha Vrksasana
牛面式第二式 Gomukhasana B
乌鸦式 Bakasana
马面式 Vatayanasana

五至八画

半月式 Ardha Chandrasana
半莲花式 Ardha Padmasana
平躺提腿式第二式 Supta Padangusthasana B
扣胸锁印呼吸法 Jalandhara Bandha
脐锁法 Udyana Bandha
伸展山式 Urdhva Hastasana
坐姿金字塔式 Upavistha Konasana
坐姿前弯式 Paschimottanasana
完美式 Siddhasana
扭转倒立式 Parivrttaikapada Sirasana
扭转侧三角式 Parivrtta Parsvakonasana

抬脚趾式 Utthita Hasta Padangusthasana
肩立式 Sarvangasana
侧三角背后合掌式 Parsvottanasana
侧面舒展式 Parsvottanasana
侧边乌鸦式 Parsva Bakasana
单脚桥式 Eka Pada Viparita Dandasana
单跪伸展式 Trianga Mukhaikapada Paschimot-
tanasana
单腿伸展头触膝式 Janu Sirsasana
圣哲马里奇第一式 Marichyasana I
圣哲马里奇第三式 Marichyasana III
圣哲马里奇第四式 Marichyasana IV
轮式 Urdhva Dhanurasana
驼式 Ustrasana
龟式 Kurmasana

九至十二画

前拉式 Purvottanasana
勇士式第一式 Virabhadrasana I
勇士式第二式 Virabhadrasana II
勇士式第三式 Virabhadrasana III
站立前弯式 Uttanasana
船式 Navasana
莲花支撑式 Tolasana
莲花式 Padmasana
树式 Vrksasana
桥式 Setu Bandha Sarvangasana

十三画以上

蝴蝶式 Baddha Konasana
蝗虫式 Salabhasana
蝎子式 Vrschikasana
鹰式 Garudasana
鹭式 Krounchasana
鳄鱼式 Chaturanga Dandasana

出版后记

练习瑜伽的关键是什么？精确的动作、合理的运动强度、心绪的凝定、呼吸的节奏……也许你可以列举出许多非常重要的因素——但，你是否知道，在练习瑜伽的过程中，最为重要的，是真正地了解你自己！

如果不了解身体结构和肌群状况，你的瑜伽训练将会是盲目而无效的。当你只是专注于动作的精确度、呼吸的节奏和运动的强度时，你很可能忽略了肌群、关节的潜能与局限。而值得警惕的是，如果不考虑关节与肌肉的运作方式，练习瑜伽可能会给你带来身体损伤、系统紊乱等一系列不必要的伤害。当然，如果不遵照人体生理学和身体力学的规律来进行训练，你的瑜伽技能也很难得到提升。应该说，只有在学习和了解了自己的身体结构和人体解剖学、身体力学的情况下，你的训练才能安全而富有成效；只有全面了解肌群在瑜伽动作中的关联，熟悉每一束肌肉在瑜伽体式中收缩、伸展的规律，你才真正走进了瑜伽的世界。

瑜伽是博大精深的，但瑜伽训练不仅仅需要奇妙的心灵感悟，更需要合理的方法和精准的步骤。《瑜伽 3D 解剖书 I——肌肉篇》与《瑜伽 3D 解剖书 II——动作篇》是瑞隆医师精心创作的两本瑜伽科学指南，其中，这本《瑜伽 3D 解剖书 I——肌肉篇》以基础解剖学和人体生理学为基础，详细阐释了肌肉运作与瑜伽体式之间的交互影响，它将启迪你用心去感受每一束肌肉，合理地控制自己的身体。最为难得的是，本书配有精准生动的 3D 大图，内容简洁、要点一目了然。其所阐述的运动原理，并非抽象而晦涩的理论知识，而是与运动步骤结合在一起的真实启示。在阅读本书之后，你将学习到的不仅仅是人体的 24 组关键肌肉和 46 式正宗瑜伽体位的专业知识，更是感受肌肉和控制动作的有效方法。

本书设计成可以平整摊开的大开本，方便你将其平放在瑜伽垫上，一边训练一边翻阅。总之，我们希望这本书能帮助你科学高效地学习，伴随你安全愉快地运动，与你一起，打开身体与瑜伽的奇妙之门。

服务热线：133-6631-2326　188-1142-1266

服务信箱：reader@hinabook.com

后浪出版公司
2014 年 7 月

图书在版编目（CIP）数据

瑜伽 3D 解剖书 .1 /（美）瑞隆著；（美）麦西尔绘；赖孟怡译 . -- 北京：北京联合出版公司，2014.8（2024.10 重印）

ISBN 978-7-5502-3308-9

Ⅰ . ①瑜…　Ⅱ . ①瑞…②麦…③赖…　Ⅲ . ①瑜伽—基本知识　Ⅳ . ① R247.4

中国版本图书馆 CIP 数据核字（2014）第 159136 号

免责声明：读者在开始练习瑜伽或任何运动之前，都应先咨询医生的意见。本书内容和其他数据仅供参考，无法取代任何医疗或外科诊断。若有健康上的疑虑，请寻求医生的帮助。此外，书中的瑜伽信息亦无法取代专业瑜伽教练的指导。学瑜伽一定要有合格的瑜伽教练监督和引导，以免产生运动伤害。瑜伽运动不一定适合每个人，练习瑜伽必须自行承担风险，本书出版社、作者、编辑、绘图者或发行不负任何读者因练习瑜伽或运动所造成的伤害或损失之共同或个别责任，亦不负任何读者因使用本书内容、网站或其他信息所造成的伤害或损失之共同或个别责任。

瑜伽 3D 解剖书 I——肌肉篇

作　　者：〔美〕瑞隆	绘 图 者：〔美〕克里斯·麦西尔
译　　者：赖孟怡	出 品 人：赵红仕
选题策划：后浪出版公司	出版统筹：吴兴元
特约编辑：张　怡	版面设计：闫献龙
责任编辑：徐秀琴	营销推广：ONEBOOK
封面设计：刘永坤	装帧制造：墨白空间

北京联合出版公司出版

（北京市西城区德外大街 83 号楼 9 层　100088）

天津裕同印刷有限公司印刷　新华书店经销

字数 240 千字　787 毫米 ×1092 毫米　1/16　16 印张　插页 3

2014 年 11 月第 1 版　2024 年 10 月第 18 次印刷

ISBN：978-7-5502-3308-9

定　价：68.00 元

瑜伽 3D 解剖书 II—动作篇

著　　者：（美）瑞隆
绘　　者：（美）克里斯·麦西尔
译　　者：赖孟怡
书　　号：978-7-5502-3345-4
出版时间：2014.11
定　　价：68.00 元

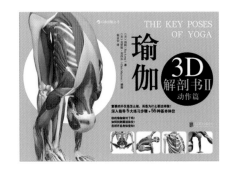

如果不了解人体结构，你对瑜伽几乎一无所知！
如果不掌握肌群状况，你的运动只能事倍功半！
如果不具备解剖知识，你的训练只会伤害身体！
如果不打开这本奇书，你将错过真正的瑜伽术！

来自权威外科医师的最科学瑜伽观念，为你量身定做最适瑜伽体位！
深入指导 5 大练习步骤 + 55 种基本瑜伽体位

聚焦动作细节与姿势要点，让你重新探索身体潜能，
掌握呼吸节奏，找到最适体位，真正打开瑜伽的奥秘之门！

内容简介：

重要的不仅是怎么做，而是为什么要这么做——本书以基础解剖学和人体生理学为基础，详细诠释特定肌肉群的运用及瑜伽体位的关键，结合肌肉伸展的生物力学，精准分析瑜伽体式的基础与动作要点。科学破解 5 大瑜伽步骤，精妙深化 55 个基本体位，从启动肌肉、形塑动作到微调姿势、深化体位和控制呼吸，一步一步帮助你纠正姿势，增加肌肉的柔软度、肌耐力和动作的舒适度，为你的瑜伽训练提供科学、实用、循序渐进的指导。

精准瑜伽解剖书 1： 流瑜伽及站姿体式

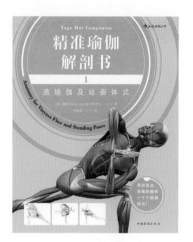

著　　者：（美）瑞隆（Ray Long, MD, RCSC）
译　　者：牟延晨
书　　号：978-7-5113-6998-7
出版时间：2017.10
定　　价：88.00 元

作者瑞隆师从瑜伽大师艾扬格（B.K.S. Iyengar），为 Banhda Yoga 创始人。瑞隆的著作是美国、加拿大以及中国许多瑜伽培训机构的热门教学用书。

解剖学、生理学 + 东方瑜伽，为深入理解瑜伽引路。瑞隆本身是一名骨科医生，精通人体肌肉、骨骼关节的运行机理。书中以浅显易懂的语言配上精美详细的解剖图，帮助读者全面了解肌群与瑜伽动作的关联，熟悉每一块肌肉在瑜伽体式中收缩、伸展的规律。书后附上相关肌肉、骨骼索引及瑜伽体式术语解释，使瑜伽练习既轻松又深入。

循序渐进，从基础开始打开髋部，锻炼并强化下肢。流瑜伽及站姿体式是本书中要学习的入门体式。掌握关键概念之后，通过流瑜伽的基础体式衔接，读者可以实现呼吸、节奏和动作的协调一致，再以站姿体式集中练习强化下半身，为接下来几册的体式学习打好基础。

内容简介：

本书展示了如何将解剖学、生理学知识与流瑜伽及站姿体式相结合。首先，本书将讨论如何将解剖学、生理学知识应用到流瑜伽练习中，之后是对站姿体式的介绍。学习哈他瑜伽，就是从这些基础姿势入门的，通过这些姿势拉伸和强化下肢肌肉，打开髋部和骨盆，日常的站立行走等活动会变得更舒适轻松。

精准瑜伽解剖书 2： 身体前弯及髋关节伸展体式

著　　者：（美）瑞隆（Ray Long, MD, RCSC）
译　　者：李岳凌　黄宛瑜
书　　号：978-7-5113-6999-4
出版时间：2017.10
定　　价：88.00 元

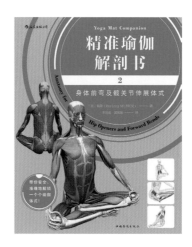

作者瑞隆师从瑜伽大师艾杨格（B.K.S. Iyengar），为 Banhda Yoga 创始人。瑞隆的著作是美国、加拿大以及中国许多瑜伽培训机构的热门教学用书。

解剖学、 生理学 + 东方瑜伽，为深入理解瑜伽引路。瑞隆本身是一名骨科医生，精通人体肌肉、骨骼关节的运行机理。书中以浅显易懂的语言配上精美详细的解剖图，帮助读者全面了解肌群与瑜伽动作的关联，熟悉每一块肌肉在瑜伽体式中收缩、伸展的规律。书后附上相关肌肉、骨骼索引及瑜伽体式术语解释，使瑜伽练习既轻松又深入。

　开胯前弯，打开髋关节，强化下肢，使其更灵活更强健！ 经过流瑜伽及站姿体式的学习后，腰部、大腿也进行了强化与稳固的训练。接下来再通过本书中的身体前弯与髋关节伸展体式，进一步加强后背肌群、骨盆部位以及大、小腿内外侧肌群。

内容简介：

腰部、骨盆与髋关节是人体动力的主要来源，也是平衡与稳定能力的枢纽。

本书延续第一册的形式，以细致的骨骼肌肉解剖图，配以详尽清晰的说明文字来介绍前弯及髋关节伸展体式。从柔软腰部活动，再向下引至膝盖、脚踝，也可以向上经由腰椎、胸腔、肩关节和头颈部位，帮助读者展开整体连贯的活动。

书中以展开髋关节的体式和身体前弯这两个主要部分介绍各种瑜伽的体位，对于整个身体肌肉骨骼系统的活动度与稳定度都有莫大益处。